Descubriendo el
Pilates *Clásico Puro*

Teoría y Práctica conforme a la intención
de Joseph Pilates

Traducción por Andrea Fuente Vidal

Peter Fiasca, Ph.D.

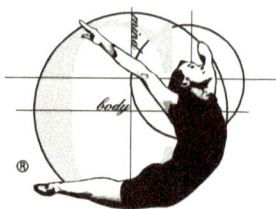

Descubriendo el **Pilates** Clásico Puro

Teoría y Práctica conforme a la Intención de Joseph Pilates

Puede adquirir la obra *Descubriendo el Pilates Clásico Puro* a través de ClassicalPilates.net
Solicite precio reducido si su pedido supera las diez unidades.

Número de Control de la Biblioteca del Congreso: 2010924544

ISBN 13: 978-0-615-35435-4

Diseño Artístico: John Weir
Fotografía: Richard Quindry, Beth Clarke, Lauren Diamond y Dan Demetriad
Instructores en la Portada: Sandy Shimoda y Peter Fiasca
Instructores en la cubierta trasera: Christina Gloger y Peter Fiasca
Título original: Discovering Pure Classical Pilates
Traducción de Andrea Fuente Vidal

Mi agradecimiento a Christina Gloger, Steve Hash, Jim Monroe, Junghee Won, Sandy Shimoda y Jamie Trout por su trabajo en la serie de seis DVDs de Classical Pilates Technique, y por demostrar con tanta pericia los ejercicios tradicionales de Pilates que se incluyen en este libro.

Advertencia:
Este libro no tiene la intención de ser usado para el tratamiento de lesiones.
No lo utilice en sustitución de atención médica.
Consulte a su médico antes de comenzar éste o cualquier otro programa de ejercicio físico.

Descubriendo el

Pilates *Clásico Puro*

Teoría y Práctica conforme a la intención
de Joseph Pilates

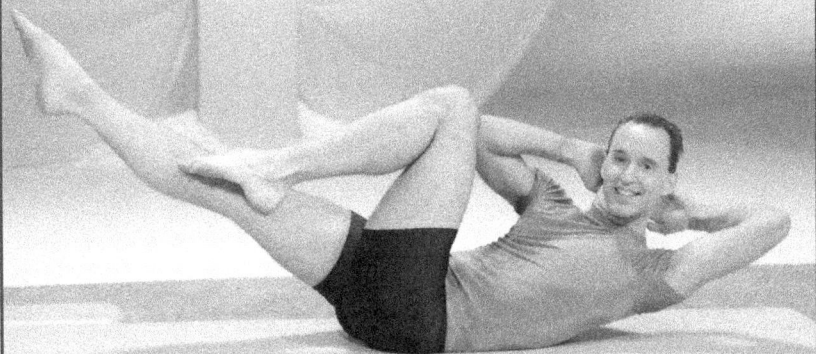

Dedicación

Dedico este libro a Joseph y Clara Pilates, así como también a mis principales maestros: Romana Kryzanowska y Jay Grimes, quienes han preservado el espectro total de la Contrología con amor, sabiduría y un maravilloso sentido del humor. Es igualmente importante reconocer a todos los instructores profesionales que, excepcionalmente adiestrados, comparten sus conocimientos del método tradicional de Joseph Pilates con sus alumnos y con las futuras generaciones de leales instructores.

Contenido

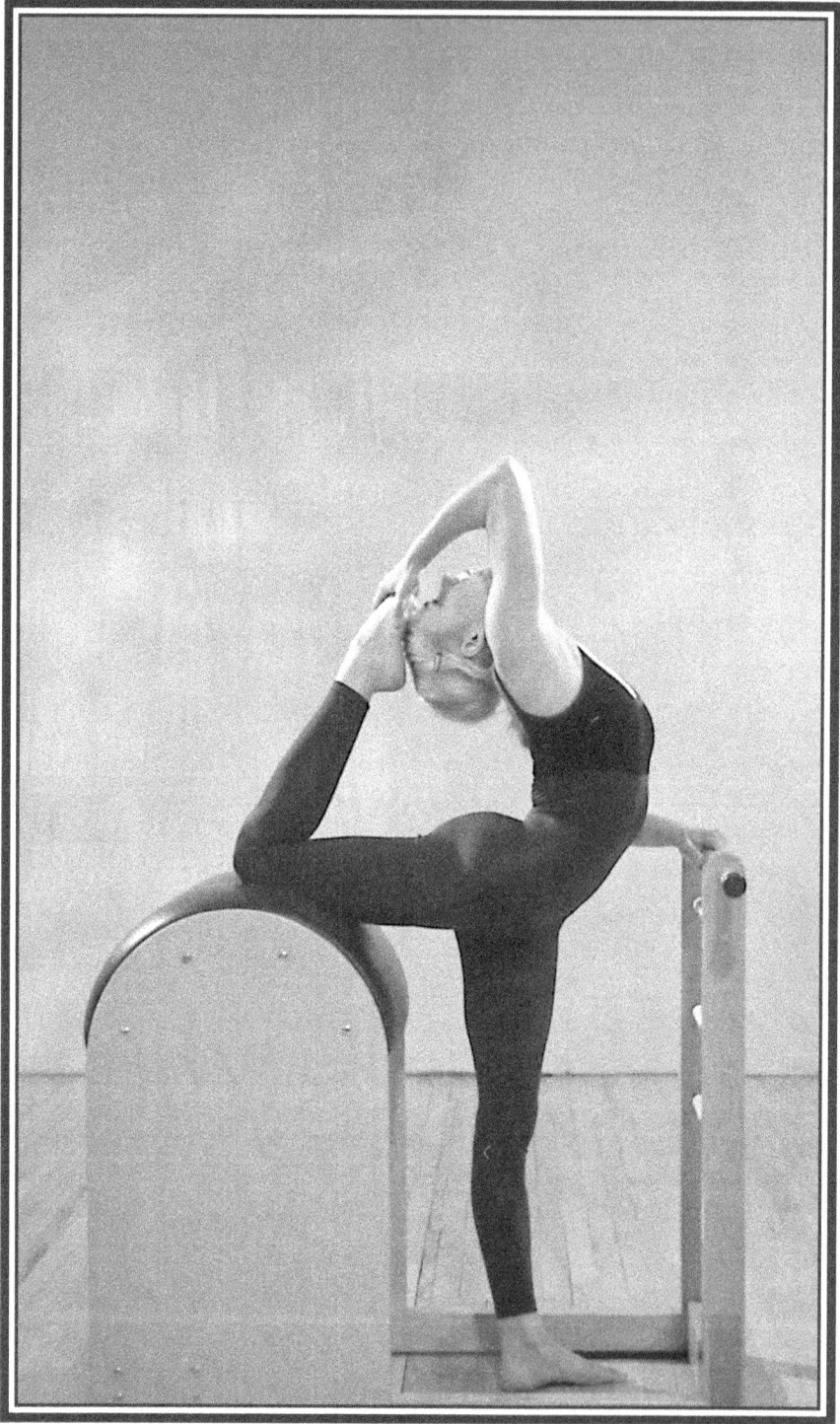

Capítulo 1

Obertura de Pilates Clásico Puro

Mi Trayectoria y la Pasión por la Conservación

Capítulo Primero

Descubriendo el Pilates Clásico Puro no es un manual destinado a explicar cómo deben ejecutarse los ejercicios, o las rutinas físicas, de Joseph Pilates. No es mi intención el proveer descripciones de ejercicios, como tampoco lo es el reemplazar un aprendizaje continuado junto a un dedicado instructor tradicional bien preparado. Todo lo contrario: con esta obra tan sólo quiero ofrecer una explicación de las bases y de los beneficios del Pilates Clásico Puro, con la esperanza de estar así contribuyendo al mantenimiento de su pureza e integridad, a lo largo de futuras generaciones.

Descubriendo el Pilates Clásico Puro profundiza en el método tradicional de acondicionamiento físico y mental de Joseph Pilates y lo hace describiendo sus bases, sus metas, la calidad de los movimientos y los beneficios que éstos conllevan.

Se abordará de manera destacada la forma en que el marketing moderno, la ambición y la creatividad individual pueden desvirtuar el método tradicional y convertir el Pilates en un mero producto comercial.

Esta obra evoca al pasado mediante la inspiración proveniente de los dos libros que Joseph Pilates escribió en su día: *Your Health* (Su Salud; 1934) y *Return to Life Through Contrology* (Regreso a la Vida con la Contrología de Pilates; 1945), y lo hace explorando aspectos sociales, económicos, psicológicos y espirituales relacionados con su trabajo tradicional. ¡Hay mucho Pilates Clásico Puro por descubrir! Con este libro verán la luz invalorables y apasionantes tesoros, encofrados exclusivamente dentro de la técnica históricamente precisa, que maestros tradicionalistas difunden por todo el planeta.

Si bien el método de acondicionamiento físico tradicional de Joseph Pilates provee el equilibrio entre la óptima flexibilidad, fuerza, energía, vitalidad y precisión muscular necesarias para toda actividad cotidiana o atlética, no sucede lo mismo en el caso de las desviaciones y mutaciones del trabajo tradicional que actualmente saturan el mercado. Este libro detalla los motivos por los cuales debemos preservar el histórico y preciso método de Pilates, y evitar con ello que éste vaya diluyéndose de manera indefinida hasta que llegue a desvanecerse por completo y para siempre. Incito tanto a maestros como a estudiantes a aprender más acerca de este extraordinario hombre y del método tradicional llamado Controlología: la completa coordinación del cuerpo, la mente y el espíritu. Joseph Pilates tenía la profunda convicción de que la Controlología ayuda a prevenir y combatir enfermedades, mediante el refuerzo del sistema inmunológico del cuerpo.

¿Por qué motivo utilizo la expresión "Pilates Clásico Puro"? —Porque el sector está sorprendentemente lleno de versiones edulcoradas del método tradicional de Joseph Pilates, que llegan en ocasiones a ser —incorrecta o falsamente— etiquetadas como "Pilates Clásico". Es por eso que hacer una clara distinción entre este acercamiento falso y la técnica tradicional de Joseph Pilates se torna importante. Ahora que está usted *Descubriendo el Pilates Clásico Puro*, mantenga por favor presentes los siguientes puntos:

- *Sólo existe un Pilates Clásico Puro, el del método tradicional de Joseph Pilates.*
- *Existen muchas variantes que — por falsedad o equivocación— se hacen llamar y se presentan bajo el nombre de Pilates.*
- *En este sentido, el denominado Pilates Contemporáneo es una contradicción en sí mismo.*

Han pasado ya más de veinte años desde que descubrí el método Pilates. En un principio, me acerqué al método buscando recuperarme de una vieja lesión de rodilla. Cuando decidí probar Pilates (admito que hube de vencer cierta pereza), tuve la fortuna de toparme con el Estudio de Wee-Tai

> **La profesión se ve inundada por incontrolables desviaciones modernas del sistema tradicional de Joseph Pilates**

Hom, en el número 160 de la calle 56, en la Ciudad de Nueva York. Por aquel entonces, era en ese estudio donde Romana Kryzanowska impartía clases y compartía su riqueza de conocimientos y décadas de experiencia de trabajo directo con Joseph Pilates. Romana ha descrito en ocasiones el método tradicional como la "Ciencia del Cuerpo", como "Una Forma de Arte" o como "Poesía en Movimiento".

Por su extenso trabajo junto el maestro, Romana es mundialmente reconocida entre los tradicionalistas como la persona "protegida" de Joseph Pilates. Del mismo modo, consideramos a Jay Grimes como protegido, por su intenso entrenamiento junto a Joseph y Clara Pilates durante varios años, y porque Jay preserva el método tradicional con profunda perspicacia, notable inteligencia y un gran sentido del humor.

Cuando yo empecé a aprender Pilates, el estudio de Wee-Tai Hom era el centro educacional y de entrenamiento más famoso dedicado a la preservación del método tradicional de Joseph Pilates. Por fe -más que por otra cosa-, me inscribí para mis primeras diez lecciones. Phoebe Higgins, quien había estudiado con Romana desde los catorce años de edad, fue mi primera maestra.

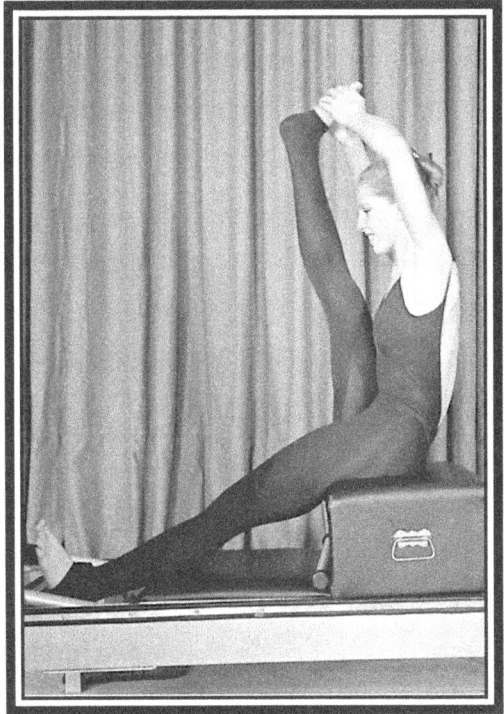

Phoebe daba clases con simpatía e ingenio, sin dejar de lado la intensidad y precisión que constituyen una parte integral del sistema tradicional de Joseph Pilates. Los ejercicios los calificaría, cuanto menos, de retantes. Las rutinas de suelo —también conocidas como Mat— me causaban especial frustración; mi cuerpo no lograba comprender el movimiento demasiado bien. Poco a poco, y gracias a la repetición, los ejercicios de suelo y las rutinas sobre el *Reformer* hicieron posible que mi cuerpo descubriera gradualmente la posición apropiada, así como los patrones correctos de movimiento. Pasado cierto tiempo, llegué a familiarizarme con el trabajo y comencé a disfrutar de los beneficios de este extraordinario sistema de salud física y mental.

Me entusiasmé tanto con los nuevos y positivos cambios que estaba obteniendo, tanto a nivel físico como mental, que llegué incluso a querer finiquitar mis ocupaciones académicas y empezar a formarme como instructor tradicional. Por aquel entonces, valga la aclaración, estaba trabajando en mi doctorado en Psicología. Finalmente, mantuve mi dedicación inicial y tuve que relegar el Pilates a un segundo plano, simultaneándolo con mis estudios y mi trabajo en el Hospital de Filadelfia.

Aun así, los beneficios y los placeres de la tradición de Joseph Pilates me seguían atrayendo. Cuanto más me adentraba en el aprendizaje y la práctica del método tradicional, más entendía los maravillosos efectos que iba experimentando sobre mi salud física y mental. Tenía más energía, aumenté la concentración, mis reflejos estaban ganando velocidad, mi coordinación iba en ascenso, mi porte era más erguido y apareció algo extrañamente novedoso: la fuerza flexible.

En contraposición a la fuerza rígida que se gana con el levantamiento de pesas o a la resistencia lineal que aporta el correr, el Pilates Clásico Puro me ayudó a recuperarme de la rodilla, al tiempo que aumentó mi resistencia y fuerza flexible. Pero también experimenté otros beneficios, que sobrepasaron a los físicos. Debido a que el trabajo tradicional cuenta con una amplia variedad de movimientos complejos —ordenados de manera que provocan un correcto esfuerzo muscular, coordinación, articulación y fluidez de movimientos— esta técnica require de inteligencia y disciplina mental.

En lugar de sentirme forzado a hacer ejercicio físico, sentía que lograba ejercitarme de manera realmente productiva. También noté un cambio en mi temperamento, y empecé a asumir las circunstancias diarias de la vida con mucha menor

> **La Contrología ayuda a prevenir y a combatir enfermedades, mediante el refuerzo del sistema inmunitario del cuerpo**

sensación de frustración. Me pareció poder aceptarme a mí mismo y creo que, en general, me volvió más paciente. Con todos esos beneficios —físicos, mentales y espirituales— no era de extrañar que estuviera deseoso de practicar la técnica tradicional de Joseph Pilates. Su forma de trabajo lograba, simple y llanamente, que yo me sintiera mucho mejor. Y esto ha continuado siendo así hasta la actualidad.

En 1988, tras haber completado el programa de formación con Romana, comencé a impartir clases a tiempo parcial en el Pilates Studio (Nueva York), y en el estudio que acondicioné en mi domicilio de Pensilvania. No tuvo que pasar mucho tiempo para que me diera cuenta de que, si bien la Psicología me había llamado en primer lugar, la idea de mantenerme en ese ámbito de por vida no me resultaba atractiva. Dejar mi trabajo como psicólogo, las maravillosas vistas desde el enorme ventanal de mi oficina, y sus múltiples ventajas no fue una decision fácil de tomar, pero no me quedaba otra opción. Después de mucha consideración, comencé a hacer el trabajo

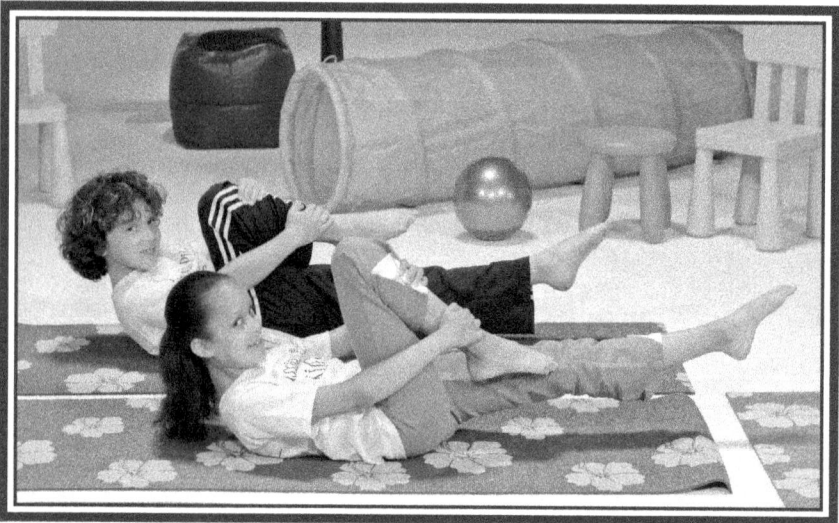

para el que había nacido: enseñar Pilates Clásico Puro. Y es una decisión de la que, hasta la fecha, nunca me he arrepentido.

Hoy siento el impulso de ayudar a preservar el método tradicional, salvándolo de ser para siempre diluído por una continua intención de reinvención de la industria mercadotécnica. Entre los años 2002 y 2006 desarrollé una serie de DVDs para ilustrar el Pilates Clásico Puro. Y en los últimos años me he sentido muy honrado y orgulloso por haber podido dar clases en estudios de diversos países, compartiendo la misma práctica que transformó mi vida.

Si usted trabaja actualmente como maestro de Pilates, espero que este libro le ayude a mantenerse dentro de la integridad del método tradicional, mientras refuerza su compromiso con el camino que ha escogido. Y si se ha desviado del método tradicional, quizás este libro le guíe a considerar regresar al Pilates Clásico Puro.

Si es usted alumno, o si es alguien que jamás ha estudiado el método tradicional de Joseph Pilates, o que aún desconoce en qué radican las diferencias, espero que este libro le aporte algo más de comprensión, así como una visión y apreciación más completas del Pilates Clásico Puro.

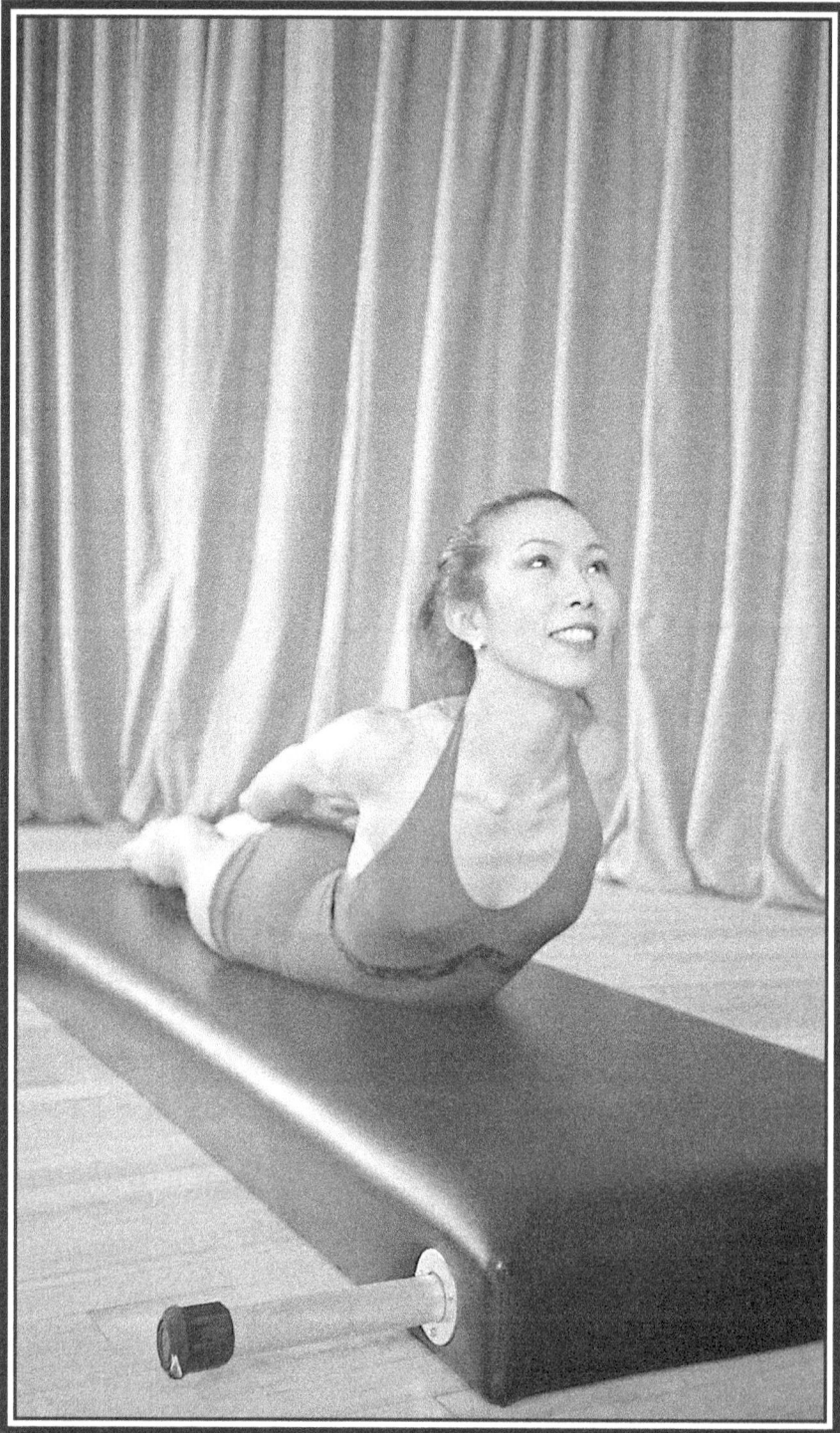

Capítulo 2

El Pilates Clásico Puro Visto en Profundidad

Inicios y Fundamentos

Capítulo Dos

Inicios y Fundamentos

¿Qué es lo que hace que el Pilates Clásico Puro resulte tan atrayente? ¿Por qué el método tradicional de acondicionamiento físico que diseñó Joseph Pilates genera devoción? ¿Cuáles son los principales debates en torno al sistema de entrenamiento de Joseph Pilates? —Éstas son algunas de las preguntas que pueden provocar curiosidad.

El Pilates Clásico Puro atiende a la salud del individuo en su totalidad. Joseph Pilates diseñó su sistema tradicional como una forma completa de movimiento, destinada a mejorar la postura, la coordinación, el estado de alerta mental, la capacidad de respuesta y la precisión de cada individuo, mediante el refuerzo de la musculatura central. Llevándolo a un nivel más profundo, lo que el maestro pretendía era alargar nuestra supervivencia. La Contrología ayuda a prevenir y a combatir enfermedades, por su acción de refuerzo del sistema inmunitario. J. Pilates creó también un conjunto razonado de ejercicios, que son en sí suficientemente complejos como para estudiarlos durante toda una vida, sin haber necesidad alguna de injertar metodologías incompatibles o mezclarlo con otras técnicas de movimiento.

El método históricamente preciso de Joseph Pilates está basado en una secuencia ordenada de ejercicios, que se caracteriza por su fluidez de movimiento, su claridad técnica, su ritmo y su dinámica. Dentro del programa de estudios tradicional de Joseph Pilates, encontramos una amplia gama de modificaciones, diseñadas para atender los posibles síntomas y limitaciones físicas del individuo. Y, aunque a ciertas personas les resulte tentador, en el sistema tradicional de Pilates no hay necesidad de incluir simplificaciones al azar, ni aspectos de otras modalidades de movimiento. Estas intrusiones resultan reductivas; al final sólo consiguen restar al método tradicional de Joseph Pilates complejidad, inteligencia y solidez .

El trabajo de Joseph Pilates es intrigante y beneficioso al mismo tiempo, porque se trata de un *sistema total de movimiento* que hace uso de una atención mental o concentración completas. Ciertos músculos se estabilizan *activamente*, mientras otros grupos musculares se mueven de manera coordinada. Para conseguir una técnica adecuada y un esfuerzo muscular total, es necesario mantener una total concentración —o lo más alta posible—, ya que realizamos un movimiento ininterrumpido, tratamos de alcanzar una alineación correcta e iniciamos el movimiento desde los músculos adecuados, todo de manera simultánea. El método tradicional es una constelación de posiciones estables del cuerpo y patrones de movimiento. El Pilates Clásico Puro también tiene un vasto vocabulario de movimiento, a pesar de lo cual, los niveles básicos e intermedios son accesibles a casi todos.

Lo que Joseph Pilates pretendió en un inicio fue desarrollar un sistema al que él llamó Controlología (hoy simplemente llamado Pilates), para poder lidiar con los problemas de salud que él mismo sufría derivados de su infancia y desarrollo en Alemania durante los últimos años del s. XIX y principios del s. XX. Él creía que su sistema de Controlología (definido como la coordinación completa del cuerpo, la mente y el espíritu) —por medio de su sistema de "ejercicio correctivo"— aumentaba el potencial del cuerpo para ser más capaz, tener una mente más tranquila y una vida más equilibrada y plena.

Es importante recordar que el tradicional es un *sistema único e indivisible*, organizado y estructurado de manera razonada, en el que cada ejercicio resuena con los otros, sin oponerse entre sí. En el sistema tradicional, la progresión de los ejercicios forma una secuencia epigenética: cada ejercicio —y cada serie de ejercicios— debe edificarse sobre la posición apropiada, la articulación, la energía, la fluidez y la posición del ejercicio o serie de ejercicios anteriores.

El método tradicional de Pilates es, ante todo, un entrenamiento vigoroso que reta a la mente y al cuerpo de manera creativa. Romana Kryzanowska, la distinguida "protegida" de Joseph Pilates, dijo alguna vez que debería haber un rótulo a la entrada de cada estudio que leyese: "Pilates es Entrenamiento". Y no cabe duda de que así es. Joseph Pilates sacó muchas ideas de sus conocimientos del campo de la gimnasia y la calistenia. El ímpetus de energía y musculación con que se creó el método debe mantenerse fuerte, claro y fluido, al tiempo que han de tomarse en consideración las aptitudes y las limitaciones actuales de cada alumno.

Joseph Pilates reconocía que, si bien él no había inventado la Contrología, sí era responsable de la acuñación del término. En su libro *Return to Life Through Contrology* (Regreso a la Vida con la Contrología de Pilates), J.Pilates describe el arte atlético y la ciencia de la Contrología como una combinación de diversos sistemas "para regular la salud y sobreponerse de las enfermedades", sistemas que han sido desarrollados y practicados por diversas culturas a lo largo de los siglos. Él continuaba diciendo que "la historia tradicional de China nos proporciona varios ejemplos ilustrativos acerca del empleo de ejercicios para la preservación y la restauración de la salud" (pág. 142 de la obra original).

De hecho, Joseph Pilates describe específicamente los beneficios físicos y mentales del Kung Fu, desarrollado originalmente en China. Cita además artes de entrenamiento y de sanación desarrolladas en India, Grecia y Roma. Deja claro cómo "el uso de la Contrología con motivos higiénicos y médicos no es en absoluto un tema nuevo. Es, en realidad, más antiguo que muchos otros medios propuestos con el mismo propósito. La Contrología ha sido utilizada en todas las épocas de la Historia" (pág. 141 de la obra original).

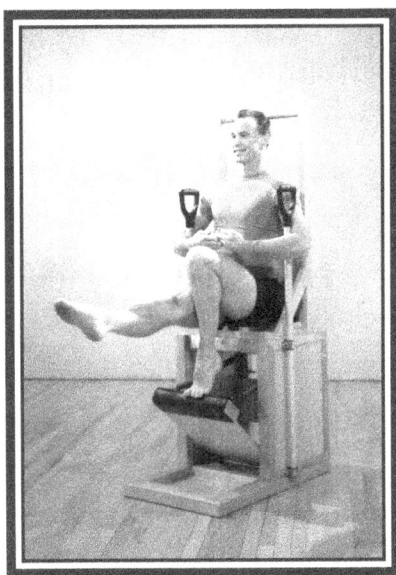

La contribución de Joseph Pilates fue, sin embargo, la de interpretar y crear su propio modo de acondicionamiento físico y —como él lo describía— "ejercicio correctivo". No cabe duda de que sus precisos ejercicios, sus metas y la calidad de sus movimientos se basaron en otras disciplinas preexistentes, pero su sistema se diferenció mucho de los anteriores al enfocarse a la mejora de la salud mental, física y espiritual, de manera simultánea.

En la actualidad, tan sólo un pequeño porcentaje de instructores practican y preservan este método tradicional de acondicionamiento físico. La causa de esto radica, en parte, en los altos niveles de educación de los programas de entrenamiento tradicional, los cuales son extremadamente densos, sobre todo si se comparan con los programas de derivados del método o los que se componen de sólo algunas de sus partes.

Existen también otros factores importantes que contribuyen al número limitado de tradicionalistas, comparado con el número de instructores que enseñan versiones derivadas o híbridas del Pilates. Por ejemplo, para formar a un instructor tradicional se requiere un fuerte compromiso temporal y económico, por no mencionar que también hace falta una gran devoción. En contraposición, las grandes corporaciones internacionales no escogen a sus candidatos en función de su talento, pasión y devoción —ni tampoco podrían—, ya que hacer esto requeriría hacer entrevistas y seguir un proceso de selección, asuntos para los que no se toman el tiempo. Además, las grandes corporaciones tienen su sistema de beneficios basado, primordialmente, en el binomio Muchos alumnos: Bajo nivel educativo. *Se sacrifica la Calidad por la Cantidad.*

Los atributos de pasión, devoción y habilidad excepcional han sido primordiales para Romana, Jay y Kathy Grant, así como también lo han sido durante años para muchos formadores de instructores de la segunda generación. Y aunque los instructores tradicionalistas continúen siendo una minoría en el espectro de la industria, el método tradicional de Joseph Pilates sigue siendo superior, ya que es el *único* enfoque con un historial de éxito comprobado en el fomento de la salud y el bienestar desde principios del siglo XX.

Aplicar a nuestras vidas los conocimientos adquiridos en un estudio tradicional resulta beneficioso a muchos niveles. Por ejemplo:

- Al caminar por la calle, llevamos una buena postura, que se logra levantando y alargando el cuerpo por medio del uso de los músculos abdominales.
- Al chutar un balón de fútbol o golpear una pelota de tenis, disfrutamos de una coordinación realzada y mayor conciencia mental, ya que generamos el movimiento en la zona central del cuerpo y dirigimos desde ahí el esfuerzo hacia las extremidades.
- Cuando montamos en bicicleta o nos deslizamos con esquís por la ladera de una montaña, ahuecamos los músculos abdominales, dotando al torso y las extremidades de mayor agilidad.
- Cuando bajamos una escalera, negociamos mejor nuestra relación con la gravedad, al estimular los abdominales hacia arriba y hacia adentro.
- En casa, al abrir la nevera, trocear la verdura, lavar los platos o levantar una olla pesada, o si tomamos

delicadamente una copa de champán, todos los músculos del centro trabajan de manera orquestada para aportar equilibrio y elegancia.

- Cuando nos levantamos de una posición sentada, motivamos el movimiento desde el centro para mejorar en control y precisión.

Ya se trate de aupar a un niño, manejar un automóvil, correr una maratón, atravesar un lago a nado, escribir una carta, hablar por teléfono, o cualquier otra actividad, el desarrollo de una postura y patrones de movimientos adecuados por medio del método tradicional de Joseph Pilates aporta un aprendizaje invaluable.

Las 7 Cs del Pilates Clásico Puro

En 1980, Philip Friedman y Gail Eisen publicaron *The Pilates Method of Physical and Mental Conditioning*. Esta publicación fue, posiblemente, el primer medio en que se explicaron los principios y la técnica de la Contrología, basándose en los dos libros de Joseph Pilates — *Your Health*, de 1934 y *Return to Life*, de 1945 —. Ahora, casi tres décadas después, la mayoría de profesionales siguen tomando como referencia la descripción de Friedman y Eisen de los 6 principios que subrayan el método de Contrología de Joseph Pilates, y que son los siguientes: Centralización, Concentración, Control, Precisión, Respiración y Fluidez de Movimiento. Y aunque estos 6 principios no fueran concretados personalmente por Joseph Pilates, siguen constituyendo una buena guía a la hora de facilitarnos la estructuración y el entendimiento de su sistema tradicional de acondicionamiento físico. Y lo que es más, también han logrado sobrevivir a las pruebas del tiempo y la relevancia.

Existe otro principio que debería tenerse en consideración, aunque Friedman y Eisen no lo mencionaran: el Entrenamiento Cardiovascular. Como dirían Romana o Jay, "el Pilates es para los cuerpos sanos y normales". Si alguien está relativamente sano y sin síntomas de enfermedad, la rutina de ejercicio ha de ser vigorosa. Para conseguir beneficios a nivel cardiovascular, el pulso del corazón ha de mantenerse en un nivel aeróbico óptimo, durante un período de tiempo determinado. Al principio, los estudiantes de Pilates no podrán beneficiarse de esta ventaja, ya que se tarda un tiempo en aprender el método tradicional. El entrenamiento cardiovascular se da, esencialmente, en los niveles fuertes intermedios y en los avanzados. Primero se tiene que aprender cada ejercicio correctamente; después, con

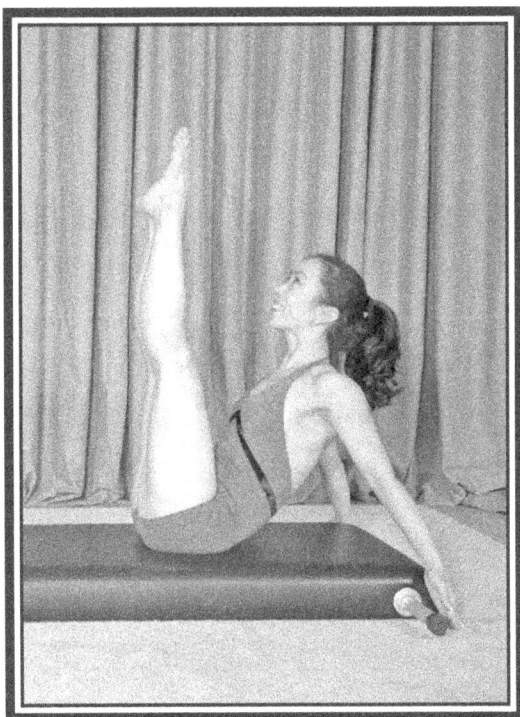

práctica y repetición, los ejercicios empiezan a fluir, permitiendo experimentar y beneficiarse de la intensidad y la duración.

Las 7 Cs del Pilates Clásico Puro

- **Centralización:** alineación, posición, colocación, equilibrio emocional.
- **Concentración:** enfoque mental, memoria a largo y corto plazo.
- **Control:** estabilización muscular, flexibilidad, respiración.
- **Corrección (Precisión):** colocación, capacidad de articular.
- **Centro de Fuerza:** estabilización abdominal y de la columna vertebral, porte y potencia.
- **Cardiovascular:** aguante, resistencia.
- **Cadencia:** fluidez de movimiento, ritmo y dinámica.

La Concentración guía al movimiento mediante el sistema unificado de ejercicios tradicionales, mejorando así el acondicionamiento cardiovascular, la coordinación y la conciencia cuerpo-mente. Como resultado de una práctica consistente, uno puede esperar ganancias significativas en su grado de fuerza, estabilidad, control y flexibilidad, ya que todo movimiento tiene origen en lo que Joseph Pilates llamaba el "cinturón de fuerza" o la región de la "Casa de Fuerza" (refiriéndose a los músculos del abdomen, zona lumbar, cara interna y externa de los muslos y glúteos).

Los estudiantes deberían esperar disfrutar de los siguientes beneficios:

- Musculatura alargada
- Mejor porte
- Elevada energía
- Incremento en la concentración mental
- Prevención y curación de lesiones
- Una sesión de ejercicio energizante

La aplicación de estas 7 Cs del Pilates Clásico Puro en las sesiones de entrenamiento supone honrar al método tradicional que Joseph Pilates diseñó. El testado y correcto arreglo de su técnica tradicional es un concierto atemporal, que suena igual de bien en la actualidad como lo hacía en el momento de su concepción. Los libros y enseñanzas de Joseph Pilates, así como sus valores personales comunicados a través de instructores tradicionales, son como la partitura musical que él dejó. Lo único que nosotros debemos hacer es utilizar nuestra habilidad para tocar la pieza tradicional y dar vida al movimiento, sin necesidad de reescribirlo, remezclarlo o remasterizarlo.

La Tabla Periódica de Elementos de Joseph Pilates: Ni Fisioterapia, Ni Yoga, Ni Danza

El sistema tradicional de Pilates puede considerarse como una Tabla Periódica de Elementos, que mantiene y potencia nuestros movimientos cotidianos y los deportes en que participamos. Entendiéndolo así, el sistema tradicional de "ejercicio correctivo" de Joseph Pilates es una configuración irreductible de movimiento. Como una Tabla Periódica de Elementos, el sistema de Contrología sirve de base y se relaciona con las diferentes disciplinas de movimiento, ya que se trata de un sistema que incluye tanto la estabilidad de los músculos centrales como la flexibilidad de todo el cuerpo, que informa, guía y potencia otras actividades. Cuando la gente mezcla indiscriminada o sistemáticamente el Pilates Clásico Puro con otras técnicas como el yoga, la danza o la fisioterapia, el ya integrado sistema de Pilates Clásico Puro se diluye. Aunque el yoga, la danza y la fisioterapia sean disciplinas extremadamente valiosas —cada una con sus propias fortalezas—, cuando se las une al sistema de Pilates tradicional se convierten en metodologías foráneas incompatibles, y entran en conflicto con el Pilates Clásico Puro.

Si bien hago hincapié sobre la importancia de conservar lo distintivo del sistema tradicional de Joseph Pilates, no pretendo inferir que con otras formas de entrenamiento físico no se obtengan beneficios. Por ejemplo, cuando las personas tienen experiencia en el mundo de la gimnasia, el deporte o la danza, tienden a demostrar habilidades generales mentales y físicas que les hace más fácil aprender Pilates tradicional —y muchas otras disciplinas—. Estas personas pueden recurrir a sus conocimientos físicos de coordinación, equilibrio, precisión y resistencia, y son capaces de convertir las instrucciones verbales de sus profesores en un movimiento específico.

Este tipo de estudiantes traen con ellos ciertas habilidades físicas, intenciones y matices que devienen de otras técnicas, y que pueden verdaderamente contribuir al aprendizaje y a la práctica del Pilates tradicional.

Siempre que la habilidad técnica obtenida en otras disciplinas como la gimnasia, el yoga, la danza u otros deportes, no reste a la técnica de Pilates Clásico Puro, sino al contrario, toda experiencia previa puede facilitar la adquisición de conocimientos del método tradicional de Joseph Pilates. Pero aún así, los estilos de movimiento obtenidos por medio de otras disciplinas deben aislarse, para que no actúen en perjuicio del Pilates Clásico Puro. Si se expresan estilos de movimiento derivados de otras disciplinas, o matices de ellos, o si la gente simplemente cambia las formas tradicionales de ejercicio de Joseph Pilates, el sistema de Controlología se desfigura y pierde efectividad.

Cuando se cambia la técnica tradicional de Pilates, se arriesga el método; ya no puede proveer la óptima estabilidad central, ni la fuerza flexible, ni la alineación, ni la coordinación, como tampoco la agilidad mental que el método clásico de Joseph Pilates promete. Todas estas benéficas cualidades son el resultado de la Tabla de Elementos de Joseph Pilates y, mediante la práctica consistente, su uso se vuelve natural en la actividad física cotidiana, ya sea al caminar por la calle, al manejar un automóvil, sentándose sobre una silla, o al practicar deportes.

La combinación de intenciones conflictivas, filosofías y técnicas de otras disciplinas de movimiento con el sistema tradicional conlleva además la pérdida de integración, cohesión y efectividad del método Pilates tradicional. Y, si bien en el sistema Pilates Clásico Puro resulta posible alterar y reducir la velocidad de la dinámica para asemejarlo al yoga, o injertar técnicas de danza para lograr líneas estéticas alargadas, estas loables disciplinas independientes no deberían incorporarse al Pilates Clásico Puro.

Para tener una mejor comprensión de si el Pilates Clásico Puro encaja, o no, con otras disciplinas físicas, resultará ilustrativo examinar, brevemente, cada una de ellas de manera individualizada.

El Pilates Clásico Puro No Es Fisioterapia

La fisioterapia se apoya en la evaluación y el tratamiento de los problemas físicos o lesiones del paciente, así como también en la detección de disfunciones que puedan ocasionarle una lesión en el futuro. La fisioterapia es una disciplina de tratamiento médico y no una forma holística de acondicionamiento físico, un deporte ni un arte atlético. Sí es, sin embargo, especialmente valiosa en los casos de lesión o atrofia, ya que aúna técnicas manuales cualificadas con ejercicios destinados al restablecimiento de la movilidad articular normal, la fuerza muscular y la flexibilidad. Paralelamente a esto, los terapeutas educan, instruyen y guían a los pacientes para establecer o restablecer patrones de movimiento normales, que perdieron debido a mecanismos compensatorios.

El tratamiento fisioterapéutico no contiene elementos de estrategia de equipo, como pueden tener el fútbol, el baloncesto o el béisbol, ni elementos de expresión artística como pudiera haber en el patinaje sobre hielo, la gimnasia o la danza, y tampoco incluye sistemas holísticos de movimiento para el acondicionamiento físico, caracterísiticos del Pilates tradicional y del Gyrotonic. La fisioterapia enfatiza la sanación de lesiones físicas concretas, más que el fortalecimiento de la "comunión" equitativa entre el cuerpo, la mente y el espíritu. Por contra, el Pilates Clásico Puro tiene como objetivo el mantener y desarrollar el concepto de cuerpo-mente de manera saludable y

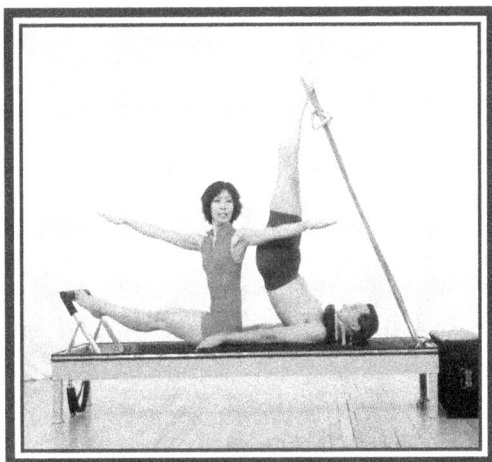

correcta. Y, generalmente, es después de un período de rehabilitación por prescripción, cuando el Pilates tradicional se considera como un excelente acondicionamiento posttratamiento. Aún así, algunos fisioterapeutas introducen ejercicios de Pilates en sus tratamientos a pacientes para capitalizar su valor rehabilitador.

El Pilates Clásico Puro No Es Yoga

Si bien tanto el yoga como el Pilates tradicional se enfocan hacia el desarrollo de una sana conexión entre el cuerpo, la mente y el espíritu, ambos sistemas provienen de modelos pedagógicos diferentes. La manera en que cada tradición consigue los beneficios para la mente y el cuerpo es particular a cada una de ellas, tanto en lo referente a su filosofía como a su metodología.

En mis conversaciones con otro instructor, queda patente que existen muchas diferencias entre el yoga y el Pilates. Cada una de estas disciplinas se expresa de manera distinta, tanto en su lenguaje descriptivo, como en sus objetivos, intenciones, recursos históricos y resultados. Y aunque pudiéramos argumentar sutilezas particulares de las siguientes diferencias generales, no hay duda en que el yoga y el Pilates Clásico Puro son distintos:

- El Pilates tradicional es un sistema de acondicionamiento físico de aproximadamente 100 años de antigüedad; el yoga es una tradición espiritual hindú con más de 5.000 años de existencia, y en la que el ejercicio físico es sólo un componente dentro de otros muchos objetivos de orientación espiritual.
- El Pilates tradicional busca mejorar nuestras capacidades físicas y mentales para la supervivencia, dotarnos de más fuerza y mejorar nuestra preparación para la acción; el yoga tiene como objeto el alcanzar la iluminación divina y la conciencia de Dios.
- El Pilates tradicional alienta la autosuficiencia y la independencia del individuo; el yoga se enfoca en el sistema gurú de organización y conexión.

- El Pilates tradicional pretende mejorar la forma física y mental del individuo para que cada ser humano pueda regresar al estado natural de alerta de movimiento propio de los animales; el yoga se enfoca a mejorar el sistema inmunitario y a reducir el estrés.

- El Pilates tradicional no incluye la meditación o el canto; el yoga puede incluirlos a ambos.

- El Pilates tradicional enfatiza la fluidez del movimiento y las transiciones, a menudo con ímpetu gimnástico; el yoga casi siempre mantiene posturas corporales específicas, para el desarrollo de la concentración mental y el acondicionamiento físico.

- El Pilates tradicional incluye aparatos diseñados específicamente para proporcionar apoyo, alineación y estructura al cuerpo mientras se practican los ejercicios; el yoga no acostumbra a utilizar maquinaria, si bien en la actualidad algunas clases cuentan con accesorios.

- El Pilates tradicional emplea la respiración para desintoxicar el cuerpo y lograr la expansión de los pulmones, limpiando el organismo con oxígeno; el yoga cuenta con multitud de *pranayamas* —técnicas respiratorias— para el equilibrio de las glándulas, el sistema inmunitario, para los estados de alteración de conciencia, para el equilibrio cerebral, para bajar o subir la la actividad del sistema nervioso.

- El Pilates tradicional requiere que los ojos se mantengan abiertos, pensando en cómo establecemos el movimiento desde "el cinturón de fuerza", en cómo dirigimos la energía de manera coordinada y conseguimos fluidez entre los abundantes ejercicios; en yoga a menudo se cierran los ojos, se mantiene la posición y se piensa en Dios y en la transcendencia.

- El Pilates tradicional tiene más de 500 ejercicios; el yoga, por lo menos, 900.

- El Pilates tradicional usa como fuentes de información las enseñanzas de Joseph Pilates, la tradición oral, sus libros y los instructores leales de la primera generación; el yoga tiene maestros y escrituras, como las *Vedas*, las *Upanishads*, el *Mahabharta*, que describen los estados de conciencia con las Deidades Supremas.

- El Pilates tradicional recibe el nombre de su creador; el yoga —que significa unión con el infinito— no tiene un individuo fundador.

- El Pilates tradicional hace pocas repeticiones y mantiene la fluidez de movimiento entre los ejercicios; en yoga se mantienen posiciones concretas durante un tiempo que oscila entre los 1-5 minutos (alumnos principiantes), hasta los 30-60 minutos.

Aunque algunas de las posiciones del yoga se parezcan a las encontradas dentro del Pilates Clásico Puro, las diferencias recaen sobre el énfasis y la ejecución de ambas. El objetivo del yoga es el de *unir* la mente, el cuerpo y el espíritu, si bien su estilo y énfasis puede ser bastante variado. Lo que el Pilates

Clásico Puro pretende conseguir es una conexión más *fuerte* entre el cuerpo, la mente y el espíritu, al tiempo que enfatiza consistentemente el control, la precisión y la concentración. Hay que entender que, aunque algunos ejercicios de ambas disciplinas se parezcan entre sí, ¡las apariencias engañan!

El Pilates Clásico Puro instruye una posición de espalda plana en supino, con el propósito de reforzar los músculos abdominales y conseguir su máximo funcionamiento en la vida diaria; el yoga enseña en posición neutral de la pelvis, con el objetivo de lograr una distribución equitativa entre la fuerza o equilibrio. Cuando se comparan posiciones del yoga con ejercicios del Pilates tradicional, el ojo de la persona no entrenada podría no lograr diferenciar entre: (1) el *boat* y el *Teaser*, (2) el *plough* y el *Roll Over*, (3) el *bow* y el *Rocking*, (4) la *cobra* y el *Swan Preparation*, (5) *chaturanga dandasana* y los *Push Ups*. Pero la intención y la ejecución de cada ejercicio son diferentes, y lo que el practicante siente es totalmente distinto. Aunque puedan dar la impresión de tener semejanzas, las posturas del yoga y los ejercicio del Pilates tradicional son, en realidad, muy diferentes. El Pilates Clásico

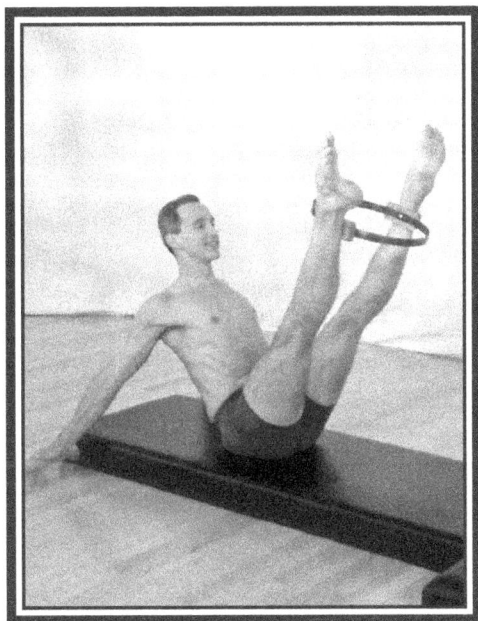

Puro incorporará fluidez de movimiento a determinadas formas y con propósitos claramente definidos, mientras que la mayoría de tipos de yoga ejecutará las posturas de manera estática.

El Pilates Clásico Puro No Es Danza

Al igual que sucede con la fisioterapia y el yoga, hay personas que han añadido al Pilates Clásico Puro aspectos relacionados con la danza. Como claramente expone la maestra Kathy Grant, las enseñanzas tradicionales de Joseph Pilates no incluían el ejercicio *arabesque*. Como sucede con el yoga y el Pilates, también existen semejanzas entre la danza clásica y el Pilates tradicional. Pero son limitadas. La fuerza cargada de ímpetu y energía de la danza es muy distinta del método de Joseph Pilates, influenciado fuertemente por la gimnasia.

La técnica de la danza tiene varios estilos de movimiento, cuyo objetivo primordial es la representación. La técnica de Pilates Clásico Puro tiene su propia colección de movimientos elementales, pero sus propósitos son el acondicionamiento del cuerpo y la salud general, así como la aplicabilidad de éstos en la vida cotidiana y las artes atléticas. Tanto la danza folklórica como la no folklórica presentan patrones específicos de coreografía, así como también temas emocionales o experienciales. A menudo, el objetivo de la representación es explícitamente la de transmitir una historia, y para ello hace uso de atractivas líneas estéticas. Por el contrario, el Pilates Clásico Puro es una actividad educacional no enfocada a la representación, con la que los estudiantes aprenden a acondicionar el cuerpo, y donde las líneas estéticas del cuerpo ocupan un papel secundario. A pesar de lo anterior, el sistema Pilates tradicional no se reduce al acondicionamiento físico. Practicado correctamente, puede constituir un arte atlético emergente, de manera similar a la evolución que han tenido, en el transcurso de las últimas décadas, la gimnasia o el patinaje sobre hielo.

En mis discusiones con la fisioterapeuta e instructora tradicional Alycea Ungaro, ella destacó varios puntos en lo referente a las diferencias entre el Pilates y la danza. Como ella misma explica, los consumidores han asociado, equivocadamente, el Pilates con la danza y los bailarines. Las similitudes entre ambas disciplinas son numerosas, pero también existen demasiados contrastes de calibre como para poder agrupar las dos prácticas.

Consideremos lo obvio. La danza es un arte visual, una artesanía física concebida para el entretenimiento, e impulsada por la experiencia de su público. Las formas, los movimientos y los patrones existen en la medida en que sean agradables a la vista. El acondicionamiento físico que se obtiene como resultado de los varios años de entrenamiento en la danza es solamente un subproducto del trabajo, y de ninguna manera la intención.

En comparación, el Pilates Clásico Puro se motiva exclusivamente para el practicante. Aunque ver a un estudiante bien entrenado realizar su entrenamiento sobre un *Reformer Universal* pueda resultar asombroso, el trabajo se enfoca exclusivamente hacia él. O, por decirlo de otro modo, no existe un usuario final alternativo. El trabajo comienza y termina en el alumno.

Tanto la danza como el Pilates utilizan estrategias similares para el establecimiento de metas y la mejora de la técnica. El bailarín se esfuerza por elevar más la pierna, hacer saltos más grandes y piruetas más delicadas. Pero estas mejoras en poco benefician a la anatomía del bailarín.

La perfección de dichos movimientos es, como máximo, superficial. Y como cualquier bailarín puede atestiguar, después de años de tratar de perfeccionar su oficio, el cuerpo termina peor por el uso y abuso. Las lesiones y el estrés repetitivo constituyen una epidemia entre la comunidad de la danza, y les siguen afectando incluso una vez retirados de los escenarios.

Con los estudiantes del método de Pilates tradicional sucede más bien lo contrario. En su práctica van alcanzando beneficios físicos que aumentan con el tiempo de práctica. La precisión y la excelencia en la modalidad de Pilates tradicional producen gran número de competencias y habilidades, que potenciarán la vida y el bienestar del estudiante. Los practicantes de Pilates tradicional afirman realizar sus actividades cotidianas con mucha más liviandad que aquellos que practican otros regímenes de ejercicio.

Puede que la diferencia más sorprendente entre las dos disciplinas radique en el enfoque anatómico que emplea cada una de ellas. A lo largo de la historia, el bailarín se ha concentrado en las extremidades del cuerpo, olvidando el tronco. De hecho, el torso del bailarín ha sido entrenado para ser lo más móvil posible y así poder generar el efecto cualitativo de fluidez, que requieren las partes distales del cuerpo. Imagínatelo como una ola del mar, que ondula desde el centro para luego reverberar e ir alejándose de éste.

De manera completamente opuesta, el Pilates Clásico Puro lo que pretende es estabilizar el tronco para mover la periferia. Procediendo conforme a una estructura de soporte estable, el Pilates tradicional permite que las extremidades se muevan con libertad, y reduce así el riesgo de lesiones. Puede que la comunidad de la danza, viendo sus errores del pasado, haya adoptado un enfoque más tradicional de fortalecimiento del tronco en esta última década, haciendo más ejercicios abdominales.

> **El Pilates Clásico Puro tiene una tradición única, mediante la cual los estudiantes se adaptan el método tradicional de Joseph Pilates**

Es interesante destacar, que si bien los bailarines recurren al Pilates tradicional como ejercicio correctivo y rehabilitador, lo contrario no sucede. Los estudiantes de Pilates Clásico Puro no persiguen la danza como un régimen de entrenamiento adicional. La relación no es recíproca.

Un elemento une a los dos métodos. El cuerpo humano está destinado a moverse en el espacio. La danza y el Pilates Clásico Puro comparten la exuberancia y la sensación de libertad resultantes de un entrenamiento bien ejecutado.

Baste decir que el Pilates Clásico Puro no es fisioterapia; el Pilates Clásico Puro no es yoga; el Pilates Clásico Puro no es danza. Cada una de estas disciplinas ha de mantenerse independiente para conservar su intención y metodologías características. Dentro de las formas técnicas prescritas en el método tradicional de Joseph Pilates, estamos simultáneamente mejorando la longitud muscular, la fuerza, la resistencia cardiovascular y la coordinación de todo el cuerpo, así como también las facultades de memoria a corto y largo plazo. Y, aunque al principio pueda parecer interesante combinar el Pilates Clásico Puro con la fisioterapia, el yoga o incluso con la danza, la realidad es que introducir estilos contradictorios puede hacer que éstos se opongan entre sí. Cierto es que existen similitudes entre el Pilates Clásico Puro y otras formas de acondicionamiento físico, pero dichas similitudes existen porque el cuerpo humano está limitado a ciertas combinaciones de flexión, extensión y rotación.

LEALTAD A LA TÉCNICA

La técnica es primordial en cualquier nivel: básico, intermedio, avanzado o súper avanzado. Lo que resulta interesante es que Joseph Pilates no dividía su trabajo en estos cuatro distintivos niveles técnicos, como se hace en la actualidad. Él enseñaba a sus estudiantes conforme a un orden predeterminado de ejercicios, conforme a las necesidades del individuo, sin darle importancia a un "nivel" técnico específico. Para Joseph era aún más importante el que sus estudiantes obtuvieran los máximos beneficios mentales y físicos mediante la práctica de su sistema completo, y que se basaba en 4 condiciones necesarias: (1) Espalda plana en la posición supina; (2) rotación externa de las caderas/muslos en la mayoría de los ejercicios; (3) respiración tranquila y silenciosa; y (4) fluidez del movimiento. Estas 4 condiciones necesarias se explorarán con mayor profundidad en el Capítulo 4. La lealtad a la técnica tiene otras implicaciones. Por ejemplo, existen diferencias culturales entre los gimnasios convencionales y el patrimonio de un estudio de Pilates tradicional. Para estar seguros, los gimnasios ofrecen una gran diversidad de actividades, y sin embargo, se dirigen al público general, y se enfocan hacia una amplia variedad de rutinas de ejercicio. Los gimnasios convencionales están más orientados al consumidor, en el sentido de que *se adaptan* frecuentemente a las preferencias de su clientela e incluyen clases de moda, cada vez que incurre en el mercado una nueva tendencia.

En cambio, el Pilates Clásico Puro está constituido por una sola tradición, conforme a la cual *los estudiantes son los que se adaptan* al método tradicional de Joseph Pilates —con sus aparatos tradicionales diseñados *ad hoc*—, para obtener de sus esfuerzos los mayores resultados mentales y físicos. Por supuesto que los instructores tradicionales aplicamos las enseñanzas de manera diferenciada y modificamos la técnica para adecuarla a las necesidades del alumno o sus síntomas, pero no creamos sistemas de ejercicio nuevos o diferentes para acomodarlo a un individuo en concreto. No le agregamos metodologías ajenas como la fisioterapia, el yoga o la danza. El método tradicional es exhaustivo, y abarca el suficiente material para dedicar toda una vida a su estudio y su práctica, al tiempo que también provee modificaciones apropiadas para las necesidades particulares de los diferentes individuos. La adhesión a la técnica preserva el trabajo tradicional de Joseph Pilates y mantiene intactos sus beneficios mentales y físicos.

El Arte Educativo de Enseñar Pilates Tradicional

La Contrología —o arte de coordinar el cuerpo, la mente y el espíritu con control— se basa en una tradición oral de instructores que van transmitiéndose —entre ellos y a sus estudiantes— los valores de Joseph Pilates, las cualidades de su movimiento, su técnica y su historia. La relación entre instructor y estudiante es primordial. El Pilates Clásico Puro suele aprenderse en clases privadas, clases de a dos, en trío o en grupos pequeños de *Mat* con *Wall Units* (la mitad de un *Cadillac*). El profesor tradicional aporta la instrucción verbal, así como las referencias tactiles que resulten necesarias.

En el estudio original de Joseph Pilates, aquellos estudiantes que se convirtieron posteriormente en instructores trabajaron durante varios hasta estar plenamente entrenados y haber adquirido un conocimiento de base adecuado, a través del estudio exhaustivo, el entrenamiento y la práctica de enseñanza. Según cuentan Romana, Jay y Kathy, así como muchos otros que entrenaron directamente en su estudio de Nueva York, Joseph y Clara Pilates podían simplemente empezar por solicitar a sus estudiantes más avanzados que ayudaran a alguien con algún ejercicio. Poco a poco, aquel estudiante en quien Joseph y Clara tenían confianza, iba recibiendo más responsabilidades como enseñante en prácticas. Conforme el alumno iba ganando comprensión acerca del método de Joseph Pilates y de cómo enseñarlo a otros, él o ella acabarían pudiendo enseñar clases enteras, integrando todos los aparatos de *studio*.

Que Joseph y Clara te reconocieran como instructor tomaba varios años. Ellos no hacían exámenes formales, ni tampoco requerían un número específico de horas de entrenamiento; sin embargo, los instructores en prácticas sí debían demostrar constancia en su práctica personal, así como en su papel de educadores. Joseph y Clara nunca organizaron un programa formativo formal, y tampoco adjudicaron diplomas ni certificados de terminación de los estudios.

Sin embargo, durante los años 60, Kathy Grant y Lolita San Miguel fueron patrocinadas por la Universidad Estatal de Nueva York en un programa acotado de transición de profesión que subsidiaba a artistas, actores y bailarines para el desarrollo de vocaciones alternativas, una vez habían finalizado sus carreras artísticas. Ambas, Kathy y Lolita, tienen certificados de la Universidad Estatal de Nueva York, que describen el cumplimiento de una formación bajo la supervisión de Joseph Pilates. Estos certificados son realmente impresionantes e incluyen una descripción detallada del método Pilates tradicional. Quizá convenga especificar que ni Lolita ni Kathy fueron certificadas por el propio Joseph Pilates, sino que sus displomas fueron emitidos por la Universidad Estatal de Nueva York. Este dato no desmerece en absoluto su trabajo ni su aprendizaje junto a Joseph Pilates, pero sí hace

Capítulo Dos

surgir la pregunta de por qué Joseph Pilates no certificó oficialmente a nadie para ser instructor.

Romana siguió estudiando y enseñando junto a Joseph y Clara Pilates durante varias décadas. Y es importante reconocer el crítico papel que desempeñó Romana cuando se hizo cargo de la dirección del estudio en Nueva York tras el fallecimiento de Joseph y Clara Pilates. En cierto sentido, Romana "salvó" el método tradicional, y lo hizo continuando con el legado del maestro en su estudio de Nueva York. Durante aquella misma época, Kathy Grant también salvó el método dando clases en la ciudad de Nueva York, y luego en el departamento de danza de la Universidad de Nueva York. En Los Ángeles, Jay Grimes también salvó el sistema tradicional de Joseph Pilates, compartiendo durante décadas su enorme riqueza en conocimientos y experiencia.

Romana, Kathy y Jay enfocan sus enseñanzas de maneras distintas, porque cada persona es diferente. Kathy tiende a poner el énfasis en la mejora de la estabilización y el inicio preciso de movimiento en los ejercicios de pre-Pilates, y también en los niveles básicos e intermedios. Por su lado, Romana también presta atención a esos aspectos, pero resalta al tiempo otras cualidades, manteniendo el atletismo artístico y practicando toda la gama de vocabulario de movimiento de Joseph Pilates con aquellos que son capaces. Jay, como Romana, enseña también utilizando el sistema entero de la Contrología. Cuando imparte talleres, siempre incluye una profunda descripción de la filosofía del trabajo de Joseph Pilates. Jay también hace hincapié en el enfoque fuertemente

- 38 -

masculino y de vigorosa intensidad que transmitía Joseph Pilates. No cabe duda de que se podría escribir un tratado entero dedicado a ilustrar las similitudes y las diferencias de estilo entre todos aquellos que entrenaron directamente con Joseph y Clara Pilates, pero eso excede las ambiciones de esta obra.

Aprender el sistema Pilates tradicional requiere un mínimo de 600 a 1.000 horas (o más) como aprendiz, además de clases regulares —privadas o en dúo— junto a un formador de instructores. Existen también rigurosos exámenes orales, y escritos incluidos por el estudio de entrenamiento. Los instructores responsables continúan estudiando incluso una vez graduados, ya que convertirse en un instructor tradicional experto es un proyecto de años. Después de convertirse en *senior instructor*, aún es un placer estudiar con colegas bien formados y un *master instructor* tradicional, para no perder el camino.

Es sencillamente imposible que un estudiante aprenda correctamente el Pilates Clásico Puro a base de autoestudio, algo de entrenamiento o mirando DVDs. Está claro que las certificaciones *on-line* no pueden aportar el tipo de conocimientos y experiencia que se obtiene mediante la formación tradicional. Como tampoco se puede aprender el método tradicional a partir de manuales de formación ultra-detallados, como los que producen y comercializan las grandes empresas certificadoras.

El sistema tradicional de Joseph Pilates posee una gran complejidad y profundidad, y los aprendices no pueden aprender el trabajo tradicional mediante una educación simplista y estructurada. Para que una persona se forme completamente en el Pilates Clásico Puro, es imprescindible que complete una formación extensa en un programa tradicional, y que continúe estudiando después de obtener la titulación. No existe ningún atajo responsable y, para llegar a ser un instructor sólido, muchas veces se necesitan entre 5 y 10 años, según el individuo. Mientras tanto, se puede aprender muchísimo desde el papel de estudiante.

Equipamiento

De la misma manera que Joseph Pilates definió y puso un orden a sus ejercicios de acondicionamiento físico, también diseñó aparatos específicos para su ejecución. Los diseños originales de los aparatos resultan indispensables si se quiere sentir y practicar correctamente, tanto la intención como la ejecución de sus ejercicios/rutinas de trabajo. A su entender, la gente tiene que procesar apropiadamente la geometría y la armonía de sus movimientos, para obtener el beneficio óptimo para la salud. Si confiamos en el maestro, debemos confiar también en su juicio y mantener el diseño, la estructura, el sonido y el sentido de cada aparato que Joseph Pilates concibió.

Los materiales y los diseños de Joseph Pilates son esenciales para la preservación del método. Él creó gran variedad de aparatos para su estudio: El *Reformer* Universal, el *Cadillac*, la Colchoneta Alta, El Barril Corrector de Columna, El Barril Alto, El Barril Pequeño, La Silla Alta, La Silla Wunda, la Silla de Brazos, La Torre de Guillotina, el Círculo Mágico, el *Tens-O-Meter*, el Cuadrado Mágico y otros muchos y prácticos utensilios. En el transcurrir de los años, Joseph Pilates experimentó con varios diseños. Uno de los artilugios ofrecía resistencia bajo el agua, mientras se doblaban y estiraban las piernas. Patentó también un aparato de catapulta. ¿Se trataba de un aparato de acondicionamiento o de un arma? Aprender y enseñar el método tradicional requiere total y absolutamente de los diseños originales de Joseph Pilates.

Muchos fabricantes de equipamiento para *studio* se alejan radicalmente de los diseños de Joseph Pilates. A raíz de esto, los fabricantes degradan en su esencia el arte atlético y la práctica del método tradicional de Joseph Pilates. En cualquier caso, la incorporación de dichos cambios —ya sea para demostrar innovación, aumentar las ventas o facilitar los ejercicios— está mal. Modificar los diseños originales de los aparatos hace que resulte imposible alcanzar los beneficios cuerpo-mente del Pilates Clásico Puro. Joseph Pilates fue el creador, y habríamos de confiar en su juicio, así como mantenernos fieles a sus diseños originales.

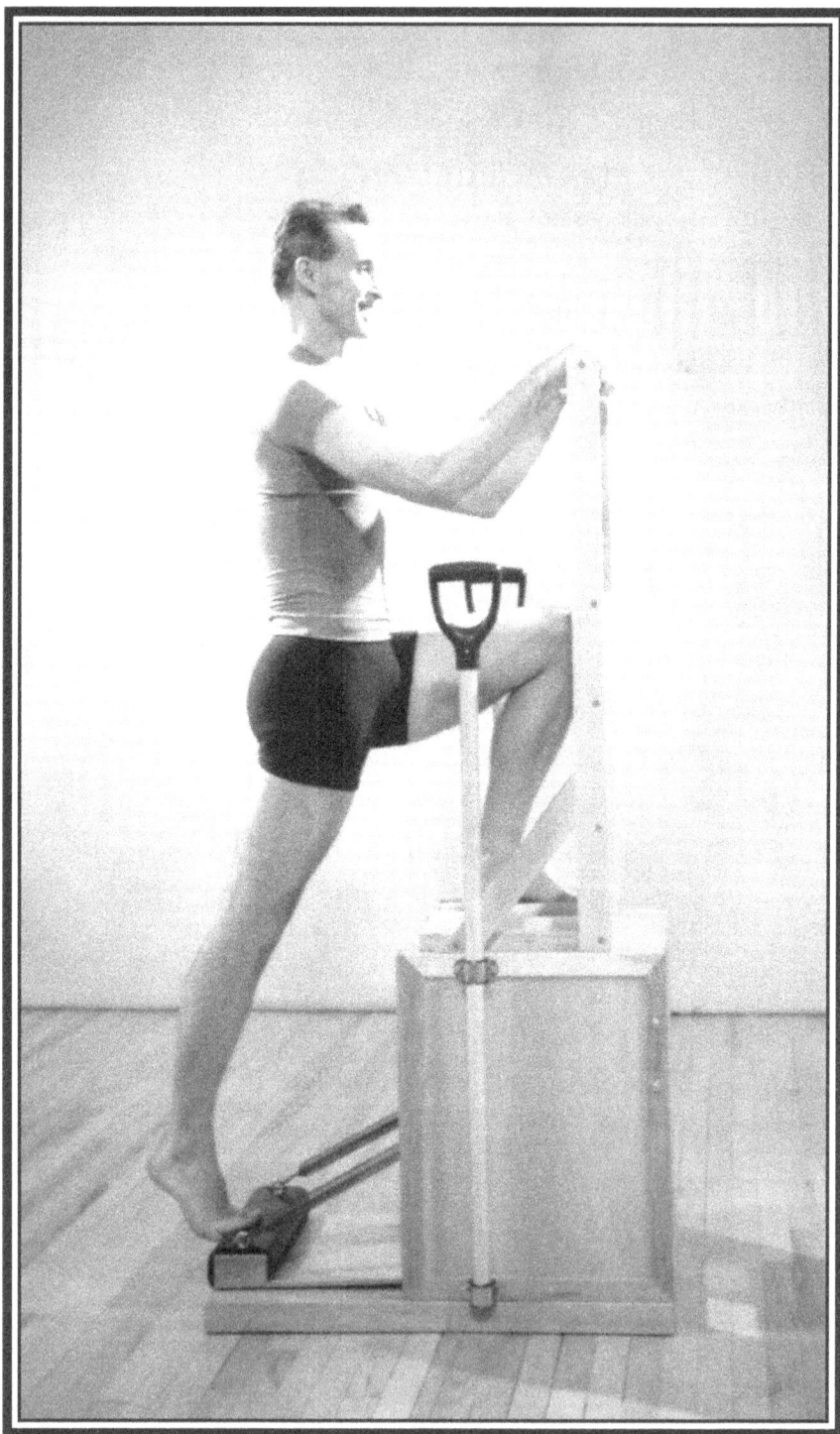

Capítulo 3

Joseph Pilates:
La Confección Del Maestro Y Su Trabajo

Capítulo Tres

Pilates y *Paideia*

Aunque circulan varios bosquejos biográficos sobre la vida de Joseph Pilates, estas breves reseñas son de dudoso origen. Hasta hoy, no parece existir un relato histórico creíble de su vida que contenga una relación fiable y cronológica de acontecimientos. Así que, en lugar de recontar esas pinceladas de la vida de Joseph Pilates, podemos con seguridad afirmar que su educación en Alemania, durante su infancia y su adolescencia, estuvo sustancialmente influenciada por la historia griega, su cultura, sus formas de entrenamiento, su estética y su atletismo. No es difícil encontrar rastros de los valores y prácticas asociados con la educación europea que dejaron la influencia y la expansión Helénica —la propagación de la cultura y la civilización griega—, que se remonta a la época de Alejandro Magno durante el siglo IV a.C. (Jaeger, 1979). Durante siglos, los sistemas educativos derivados de la cultura griega han incluido varios aspectos del estudio de las artes escénicas, la arquitectura, las leyes, la vida familiar, el comercio, las obligaciones civiles, la integridad moral y la buena ciudadanía.

El concepto de *Paideia* refleja expresiones de la cultura Helenística y valores de gran alcance. Muchas de las formulaciones encontradas en los escritos de Joseph Pilates van de la mano de la tradición de *Paideia*: (1) alcanzar una salud óptima mediante el acondicionamiento físico y el deporte; (2) el enfoque ético correcto en cualquier asunto; (3) ser versado en las artes escénicas; (4) adquisición de los conocimientos necesarios para contribuir de manera productiva a la sociedad; (5) excelencia y belleza en los esfuerzos de la vida; y (6) ser un buen ciudadano en el mundo. No cabe duda de que el concepto de *Paideia* pone el listón muy alto, tanto para el individuo como para la sociedad, al igual que hizo Joseph Pilates.

Werner Jaeger lo describió así:

> Resulta imposible evitar incluir expresiones modernas como civilización, cultura, tradición, literatura, o educación, pero ninguna de ellas llega a igualar el amplio significado de lo que los griegos denominaban *Paideia*. Cada una de las anteriores palabras está confinada a un solo aspecto de *Paideia*, término que más bien las incluiría a todas. Y a pesar de esto, la actividad académica, la escolarización en sí misma se basan en la unidad original de todos estos aspectos —la unidad tal y como venía expresada en la palabra griega y no la diversidad generada y ensalzada en el desarrollo moderno— (*Paideia. The Ideals of Greek Culture, p.v.*).

La educación de Joseph Pilates en Alemania incluyó los valores y las tradiciones de la cultura griega y él, naturalmente, configuró algunos de los aspectos de la Contrología en torno a estos ideales griegos. Por lo tanto, no queda fuera de la lógica pensar que él incorporara aspectos de *Paideia* dentro de su sistema de acondicionamiento físico. Joseph Pilates escribió claramente en sus dos libros acerca de las virtudes de la cultura griega, animando a su aplicación en la vida diaria.

Capítulo Tres

Paideia refleja también definiciones antiguas de privacidad que son muy diferentes a la actual, pero que tienen importancia dentro del ámbito de la Contrología de Joseph Pilates. Según Georges Duby, Philippe Aries y Paul Veyne, los editores de *A History of Private Life* (Historia de la Vida Privada), los conceptos de privacidad, subjetividad e individualidad que existían durante la época de los Imperios Romano y Griego estaban más estrechamente asociados a la identidad *cívica* de cada individuo. La vida pública era más notable, y abarcaba todos los aspectos de la vida, incluyendo los pensamientos, sentimientos e imaginaciones, que hoy en día consideraríamos privados. En tiempos de la antigua Roma y Grecia, se prestaba mucha menos atención a desarrollar el carácter interno, o la percepción interna de uno mismo. Dicho de otro modo: la brecha entre psique y sociedad era mucho menor. El ser interno se asociaba más con los papeles públicos, comerciales y políticos de cada individuo. A pesar de todo ello, la definición de individualidad se ha ido expandiendo a lo largo de los siglos y resultado de esto es que, en la civilización moderna, la división entre vida pública y vida privada es mucho más acentuada.

Los conceptos de *Paideia* y de vida privada en las culturas griega y romana influenciaron la perspectiva de Joseph Pilates acerca de la salud y el bienestar personal. Él creía que su método de acondicionamiento físico no era meramente un programa de medicina preventiva para mantener y mejorar la salud mediante "ejercicio correctivo", sino que se trataba, al mismo tiempo, de un sistema de acondicionamiento mental y físico, y también, parte integral hacia convertirse en mejores ciudadanos del mundo. Este último punto incluye varios aspectos, como por ejemplo: tomar mejores decisiones morales, mejorar la capacidad personal de perseguir la excelencia, poder enfrentarse con mayor eficacia a las dificultades diarias, así como también cultivar la belleza e integrar nuestro ser interior con nuestros papeles sociales y nuestra función en el mundo.

La personalidad de Joseph Pilates, así como también su forma de aprender y enseñar, parecía reflejar definiciones de la vida privada de las antiguas Roma y Grecia. A pesar de ser artista de circo, un duro boxeador, atleta, inventor, superviviente de un campo de prisioneros,

> **Joseph Pilates creía que su método de acondiciona-miento físico y mental era un aspecto esencial para convertirnos en mejores ciudadanos del mundo.**

y un instructor que no se andaba con rodeos, también era un hombre de grandes ideales, que cultivaba la conquista de logros personales y la mejoría de la sociedad, mediante la educación. El idioma materno de Joseph Pilates era el alemán, y por lo que se cuenta de él, no debía de ser muy hablador. Incluso así, valoraba la educación, como en su día hicieron los griegos y los romanos; era un ávido lector, y poseía grandes conocimientos sobre los principios biomecánicos y del movimiento. Era un gran filósofo en lo referente a la salud física —o falta de ella— y el impacto de ésta sobre la sociedad en su conjunto. Joseph Pilates era también muy elocuente en sus comunicaciones con alumnos u otros profesionales. Otorgaba gran valor al hecho de enseñar Controlología a la gente, y a cómo ésta podría ayudarles a alcanzar un estado mental, físico y estético óptimo. Lo que Joseph Pilates desaba por encima de todo es que las personas consiguieran el equilibrio en sus vidas y que satisficieran todo su potencial como buenos ciudadanos del mundo, cultivando valores, trabajo y acciones correctas.

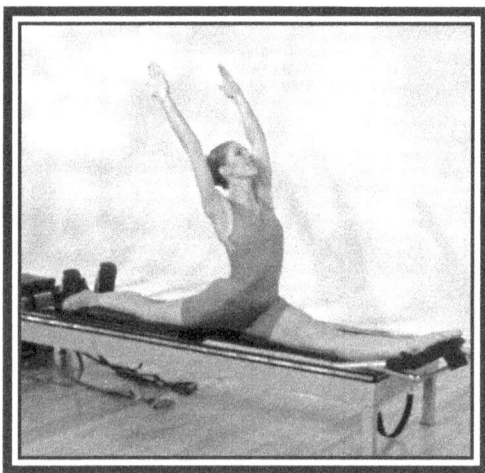

Por lo que se cuenta, él no se interesaba por las vidas privadas de sus alumnos, al menos no en el sentido de preguntarles por sus sentimientos, sus relaciones, trabajo, familia, vacaciones, etcétera. De hecho, muchas de las personas que estudiaron directamente con Joseph Pilates afirman que en el estudio de la ciudad de Nueva York a penas se socializaba. Con toda sencillez, la gente no entablaba conversación. Pero la cuestión es que la personalidad de Joseph Pilates constituía un ejemplo de los altos ideales de las civilizaciones griega y romana, que él incluyó meticulosamente en la Controlología.

En cierta forma, Joseph y Clara Pilates consideraban su estudio como un centro de medicina preventiva, de acondicionamiento físico y de rehabilitación, y lo hacían con un decoro profesional no muy distinto al de una consulta médica, donde la promoción de la salud y la curación era lo único que importaba. Es de conocimiento de todos que Clara vestía su bata profesional de enfermera durante el día, mientras daba clases a sus estudiantes. Dado que Joseph Pilates fue el creador y "doctor" en Contrología —además de haberse convertido en un experto anatomista y biomecánico de manera autodidacta—, a sus alumnos se los consideraba de cierta manera "pacientes", que practicaban la Contrología para mantener y mejorar su salud mental y física y así convertirse en mejores ciudadanos del mundo. Una vez más, la Contrología ayuda a prevenir y a combatir enfermedades por medio del fortalecimiento del sistema inmunológico. Con el paso de los años, Joseph Pilates ansiaba por que su trabajo ganara aceptación entre los médicos y en el ámbito sanitario, en general. A pesar de haber escrito dos libros, presentado personalmente su trabajo ante los médicos en varias ocasiones y haber filmado dos películas cortas acerca de la efectividad de la Contrología, Joseph Pilates no consiguió que este método de "ejercicio correctivo" suscitara interés entre el colectivo médico.

Un Acto de Equilibrio entre el Cuerpo y la Mente

Psique era la diosa del alma para los griegos y la esposa de Eros, el dios del amor. En nuestra era moderna, tendemos a restringir las definiciones convencionales de psique a las habilidades cognitivas, el aprendizaje y las funciones de la memoria. Las tempranas definiciones de psique tenían connotaciones de lo espiritual y del alma, que actualmente se rechazan por no poderse comprobar empíricamente. Es innegable que mediante el cuestionamiento empírico se puede extraer información importante, pero también lo es que en el camino algo puede pasar desapercibido. Por su parte, Joseph Pilates hacía hincapié —tanto en sus escritos como mientras desarrollaba su sistema de acondicionamiento— en la importancia de establecer un equilibrio entre la mente, el cuerpo y el espíritu.

La interacción entre el movimiento físico preciso y la función mental era una piedra angular en la moderna versión de la Controlgía de Joseph Pilates. Él entrenaba a sus estudiantes específicamente en el acondicionamiento mental, al requerir de ellos que memorizaran las secuencias de los ejercicios, lo que implicaba tanto anticipación como también la coordinación de la energía, el cambio de peso, la colocación y la creación de formas específicas. De este modo, y como sucede en cualquier otra actividad física avanzada y en muchas de las artes escénicas, conseguir un movimiento físico preciso en el sistema tradicional de Joseph Pilates desarrolla una coordinación y capacidad de respuesta prácticos para la mente y el cuerpo; esto puede suponer un gran reto y parecer difícil de alcanzar, pero conlleva grandes beneficios.

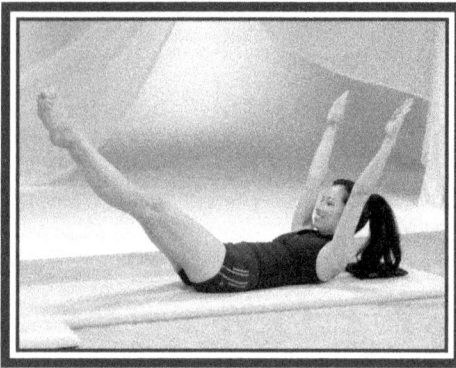

Las relaciones entre el movimiento físico preciso y la concentración mental reflejan las profundas intenciones de Joseph Pilates. Él creía que la práctica de la Contrología haría mejorar las capacidades cognitivas en general, incluyendo aspectos de memorización, aprendizaje, concentración y del sentido del juicio. Simplemente quería que tuviéramos un cuerpo más *predispuesto*, una mente sencilla, un incremento en la vitalidad y una mayor capacidad para poder enfrentar los problemas diarios de la vida. En otras palabras, los practicantes serían entrenados y preparados para una acción física apropiada y un buen criterio durante las actividades diarias, así como durante las emergencias, si éstas se presentaran.

En cierto modo, nosotros creamos nuestro propio equilibrio físico y mental mediante la subjetiva manera en la que asimilamos el mundo. Aunque la mayoría de nosotros tengamos rutinas regulares en el trabajo y en el hogar, también buscamos crecer, vivir experiencias nuevas y desarrollarnos, de manera que podamos ir alcanzando una organización mental y emocional más compleja. Joseph Pilates abarca este tema en su libro *Return to Life Through Contrology* (Regreso a la Vida Mediante la Contrología de Pilates):

…un Cuerpo libre de tensión nerviosa y fatiga es el refugio ideal con el que nos provee la naturaleza para alojar una mente equilibrada, que sea siempre totalmente capaz de afrontar todos los complejos problemas de la vida moderna. Los problemas personales se analizan en profundidad y se resuelven (pág. 23 de la obra original).

Capítulo Tres

Para mejorar nuestra memoria a corto plazo y la habilidad de enfocarnos mentalmente, Pilates enfatizaba la práctica de movimientos bien definidos, precisos y exactos para cada ejercicio:

> … desde la primera lección, ha de dominarse cada ejercicio antes de proceder a progresar hacia los ejercicios siguientes. Hagan un estudio cercano de cada ejercicio y no intenten ningún otro ejercicio hasta haber dominado el presente, y aprendan su rutina completamente hasta el último detalle, sin tener que consultar el texto. Asegúrense de tener todo su cuerpo bajo un completo control mental (pág. 21).

A principios del siglo pasado, Joseph Pilates se opuso a los preceptos educativos vigentes en la época al reducir, intencionalmente, el número de repeticiones para la práctica de cada ejercicio. Él entendía que la repetición prolongada de un mismo ejercicio aumentaba la fatiga y el desequilibrio muscular.

> …asegúrense de jamás repetir el ejercicio seleccionado más de las veces prescritas, ya que el daño será mayor que el beneficio si se ignora, voluntaria o involuntariamente, esta indicación tan importante… ya que esta infracción genera fatiga muscular, que es veneno. No hay verdadera necesidad de tener músculos fatigados (pág. 20 de la obra original).

Practicando menos repeticiones de cada ejercicio, mejoramos nuestro trabajo en dos áreas fundamentales: (1) la calidad del movimiento y (2) las transiciones entre ejercicios. Las transiciones deben ser consideradas como ejercicios, porque requieren una concentración y coordinación similares.

Joseph Pilates creía que las actividades de la mente y del cuerpo debían estar bien equilibradas. Él escribió: "la vitalidad en sí misma depende de una absoluta coordinación entre la mente y el cuerpo". Como se mencionó anteriormente, él definió la Contrología como "la completa coordinación del cuerpo, la mente y el espíritu". En su libro, *Your Health* (Su Salud), plantea esta pregunta: "¿Qué significa equilibrar cuerpo y mente?" y contesta:

Es el control consciente de todos los movimientos musculares del cuerpo. Es la utilización y la aplicación correcta de los principios de palanca que nos ofrecen los huesos, que conforman el marco esquelético del cuerpo. Es el conocimiento completo de los mecanismos del cuerpo y la total comprensión de los principios de equilibrio y gravedad, en cuanto a su aplicación al cuerpo en movimiento, durante el descanso y al dormir (pág. 20 de la obra original).

Aunque podamos deducir lo que Joseph Pilates quería decir por "el cuerpo", en sus textos no explicó los conceptos de mente y espíritu. Sobre estos asuntos se había debatido durante toda la Historia, así que es posible que creyera que teorizar acerca de ellos resultara menos efectivo que practicar su método de Contrología. Él explica:

> … la solución a nuestras enfermedades del presente radica en reconocer que el desarrollo normal de la mente y del cuerpo no es posible mientras el cuerpo se oponga a la mente, o viceversa. Es de tontos creer que uno pueda funcionar con eficacia sin trabajar en conjunción con el otro. Al contrario, se deben reconocer las funciones mentales de la mente y las limitaciones físicas del cuerpo para que se pueda alcanzar una completa coordinación entre la mente y el cuerpo (*Your Health*, pág. 18 del texto original).

Joseph Pilates entendía que el hecho de exagerar la vida mental, a expensas de una buena salud física, podría interferir en la consecución de un bienestar general y equilibrado. En ocasiones algún estudiante le preguntaba: "¿Para qué es bueno este ejercicio?" Algunos de los protegidos de Joseph Pilates nos cuentan que, a esta pregunta, él contestaba "Es bueno para el cuerpo". En la aparente ausencia de un análisis de las relaciones cuerpo-mente por Joseph Pilates, nosotros continuamos entrenando *vivencialmente* con instructores de Pilates Clásico Puro, guiándonos por los comentarios, las visiones, los valores y las historias de los que convivieron en el estudio de Nueva York. Es posible que Joseph Pilates sospechara que se adquiere un mayor conocimiento global a través de la implicación de *todo* el cuerpo. Como resultado, se tiene una mayor capacidad para entender cómo se transforman las experiencias en una mayor comprensión conceptual de nosotros mismos —y de los demás—, al tiempo que nos convertimos en mejores ciudadanos del mundo.

Joseph Pilates describió que muchas culturas "daban cada vez mayor importancia al entrenamiento mental". Dado que los sistemas educativos y muchas profesiones se apoyan fundamentalmente en actividades cognitivas —a veces a expensas de un entrenamiento y educación física suficientes—, Joseph Pilates percibía que la mayoría de personas vivían con varios tipos de desequilibrios. A su modo de ver, la Contrología podía corregir desequilibrios mentales y físicos, causados por la preocupación —a veces incluso exaltación— por la actividad mental.

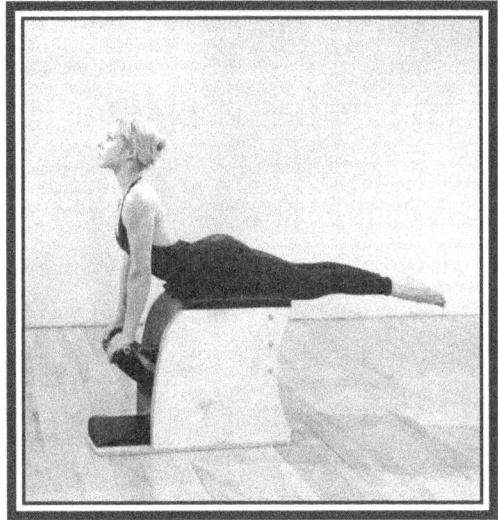

Joseph Pilates no tenía nada en contra del aprendizaje conceptual ni de la obtención de conocimientos. De hecho, él era un estridente buscador de conocimientos que le ayudaran a mejorar la condición humana. Lo que percibía, sencillamente, era que los aspectos mentales, físicos y espirituales de cada uno fluctúan entre estados de equilibrio y desequilibrio, y que se podía trabajar regularmente hacia el restablecimiento del equilibrio mediante su sistema de Contrología. Joseph Pilates creía firmemente que un acondicionamiento físico apropiado ocasionaría un óptimo funcionamiento mental. En su libro *Return to Life Through Contrology* escribió:

> El cerebro es como una central de conexiones telefónicas que tenemos incorporado en nuestros cuerpos, y que sirve para que el sistema nervioso simpático se comunique con nuestros músculos (pág. 54 de la obra original).

Y continúa en el siguiente párrafo:

> Despertando a miles y miles de células musculares, que de otro modo estarían aletargadas, la Contrología despierta también miles y miles de células cerebrales aletargadas y así estimula nuevas áreas para expandir el funcionamiento de la mente (pág. 54 de la obra original).

Y aún así, su trabajo va mucho más allá de despertar células cerebrales y estimular la mente. Desarrollado durante varias décadas, Joseph Pilates creó un sistema coherente de acondicionamiento físico y mental que fomenta el equilibrio muscular, la coordinación, una buena postura, la respiración y capacidades que mejoran aspectos de las funciones cognitivas. Joseph Pilates creía que era absolutamente esencial practicar la Contrología con precisión, tanto en su intención mental como en corrección física. En *Return to Life Through Contrology*, detallaba:

> Concéntrese en ejecutar correctamente los movimientos cada vez que los realice; si uno se permite ejecutarlos incorrectamente, se pierde el valor de todos los beneficios vitales. Ejecutados correctamente y dominados hasta el punto de reacción subconsciente, estos ejercicios proporcionarán gracia y equilibrio a sus actividades rutinarias. Los ejercicios de Contrología construyen un cuerpo robusto y una mente sólida, capaces de llevar a cabo todas las tareas diarias con facilidad y perfección. También proveen una tremenda reserva de energía para los deportes, el ocio y las emergencias (pág. 57).

Joseph Pilates consideraba importante refinar la autopercepción de nuestro cuerpo y entrenar intencionalmente el trabajo conjunto de los músculos, para obtener un desarrollo uniforme con un "mínimo esfuerzo y un máximo placer". También razonó que la coordinación subconsciente de la mente y del cuerpo ayuda a mantener los niveles correctos de energía durante la actividad cotidiana y el descanso. Se necesitan ciertas capacidades conscientes de funcionamiento mental y físico para mejorar las aptitudes subyacentes (subconscientes), las cuales a su vez hacen avanzar estas mismas habilidades conscientes. De esta manera, podemos aproximarnos hacia la óptima salud y vitalidad, o mantenerlas.

Capítulo Tres

Al tiempo que la práctica de la Contrología coordina nuestra mente, cuerpo y espíritu, también podemos mejorar nuestro estado de alerta y nuestros niveles de energía para mantener relaciones valiosas, trabajar eficientemente, alcanzar metas razonables y manejar problemas de la vida diaria. Uno de los propósitos de la Contrología es ayudar a mejorar la *aptitud* mental y física, además de las habilidades prácticas. A cambio, estas aptitudes pueden estar subconscientemente disponibles para una acción y un relajamiento equilibrados.

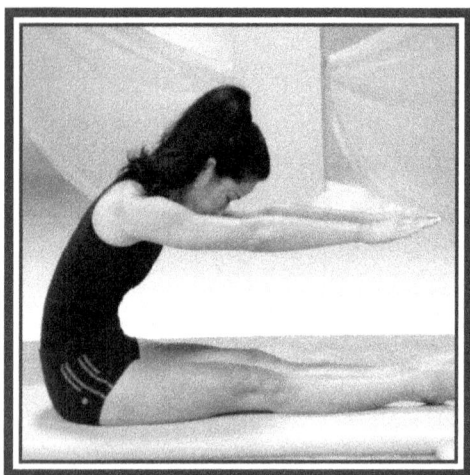

Siguió transmitiendo la idea de que la Contrología puede aportar "una estado físico correcto con un adecuado nivel de control mental". En *Return to Life Through Contrology,* apunta:

A medida que vas instruyéndote, nunca tendrás que desaprender nada. Estos ejercicios acabarán convirtiéndose en una parte de ti, y quedarán almacenados de forma segura en tu mente subconsciente. De la misma forma que sucede al aprender a montar en bicicleta, a nadar o a conducir un automóvil, con la Contrología no tendrás que preocuparte de la posibilidad de no estar usando la técnica adecuada con estas habilidades ... (página 62).

Aunque Joseph Pilates no plasmó una definición específica para el subconsciente, sí describió otras dos cualidades de la experiencia humana, que podrían asociarse con interpretaciones del subconsciente: el movimiento y comportamiento instintivos y la espiritualidad.

Comparó el comportamiento y el movimiento de los animales —como el estiramiento, el juego, la caza y la lucha— con los movimientos y el comportamiento de los humanos. Observó que varias prácticas culturales de los humanos impiden una forma de sana función mental y una sana manera de vivir. Una de las prácticas populares de aquellos tiempos, y empleada aún por cierta parte de la población, es la de envolver a los bebés.

Especialmente durante los siglos XIX y principios del XX, algunos padres usaban telas para envolver a sus bebés y niños pequeños, creando una constricción de movimiento de los brazos y de las piernas. La prevaleciente suposición es que, de ese modo, los bebés continúan teniendo la misma experiencia que cuando estaban en el útero y que tal envoltura ayuda a que las piernas se estiren y desarrollen rectas. Joseph Pilates creía que a los bebés, los niños y los jóvenes se le debe permitir el libre movimiento y, posteriormente, alternarlo con la práctica de alguna forma de Contrología. Como observación, en su libro *Your Health*, Pilates destacó que los bebés y los niños deben tener:

> … la oportunidad de obedecer libremente a su instinto natural, lo que se hace evidente en su deseo de

tomar acción, constantemente volteando, agarrando y aferrándose a diferentes objetos que están cerca de su alcance, estirando y doblando sus pequeños cuerpos, arrastrándose y gateando por el suelo, jugando en la arena o sobre la hierba, hasta que sus pequeños músculos se cansen de manera natural, y después caigan en un sueño saludable ... (pág. 28-29).

Otra práctica parental habitual durante la época de Joseph Pilates era la de "forzar" a los niños a sentarse calladamente en una silla en una posición erguida y durante un largo periodo de tiempo. Acerca de esto escribió lo siguiente:

Los orgullosos (e involuntariamente crueles) padres interfieren y perturban el curso natural del desarrollo físico, forzando a sus niños a ponerse de pie o comenzar a caminar antes de que sus músculos se hayan desarrollado lo suficiente para soportar el peso de su cuerpo y antes de que hayan desarrollado la capacidad mental para controlar su equilibrio durante el movimiento. Los niños normales no requieren de instrucción parental o ayuda alguna en esta tarea ... ellos lo seguirán intentando e irán probando de manera natural hasta que sean capaces, no sólo de pararse en una forma erguida sin caerse, sino hasta adquirir la habilidad de caminar de manera autónoma (pág. 31).

Se puede inferir la manera en que Joseph Pilates contemplaba el subconsciente observando el movimiento instintivo de los animales. Por ejemplo, él observó que los gatos obtienen un "ritmo ideal de movimiento porque están constantemente estirándose y relajándose, afilando sus garras, girando, retorciéndose, luchando, volteándose, peleándose, y escalando" (*Return to Life,* pág. 16).

Joseph Pilates mantenía su propio físico mediante la Contrología, el levantamiento de pesas y corriendo, a pesar de lo cual él desaconsejaba desarrollar excesivamente los músculos mediante el levantamiento de pesas, ya que el cuerpo se vuelve menos ágil y es más lento en actuar y en reaccionar. Lo que él creía era que el sano funcionamiento de los músculos, con las apropiadas proporciones de fuerza y flexibilidad, se obtienen con un desarrollo uniforme de la musculatura. Quería que la gente ganara fuerza y flexibilidad, y que estuvieran preparados para la acción y la apropiada reacción en caso de emergencia. Él escribió: "la Contrología comienza con el control de la mente sobre los músculos", así que hacemos uso del raciocinio durante las rutinas específicas de ejercicio. Uno de los resultados positivos que se obtienen de concentrarse en generar un movimiento preciso es la mejora de la función mental. La prueba la tenemos frente a nosotros días tras día: con la práctica del Pilates Clásico Puro y la focalización del cuerpo y la mente, la mayoría de la gente consigue sentirse mental y físicamente más conscientes, más responsivos, más equilibrados y libres de síntomas.

Capítulo Tres

La Dimensión Espiritual del Método Tradicional
de Joseph Pilates

Sin tener que ir a buscar muy lejos, podemos encontrar una larga y rica historia de escritores que han dado un considerable pensamiento a la conexión entre la mente y el cuerpo. Para poder iluminar algunos aspectos del método tradicional de Joseph Pilates, será productivo explorar brevemente algunos textos históricos que examinan las relaciones entre la mente y el cuerpo, y que toman en consideración conceptos espirituales.

Aunque el Pilates Clásico Puro, como disciplina, es marcadamente diferente a la ciencia espiritual del yoga, ambos se pueden entender como rituales físicos con una filosofía de la mente. En el primer tomo de *La Ciencia del Yoga*, de Sri Swami Sivananda, la unidad del cuerpo y la mente es el arte por el cual el yogui trasciende la complicación emocional. El yoga, como ejercicio físico y mental "… prepara la mente para la recepción de la luz o conocimiento. Expande el corazón y derriba las barreras que se interponen entre en el camino a la unidad" (pág. 7). De acuerdo a los principios del yoga, todas las acciones de los individuos, pequeñas o grandes, se funden para formar las tendencias que desarrollan, a su vez, el carácter. De aquí que la fuerza del carácter de cada uno determine su fuerza de voluntad.

El refuerzo de la voluntad puede suceder en el transcurso de varias reencarnaciones del espíritu, mediante las acciones de varios cuerpos. El individuo, según Sivananda, es un agente libre; el individuo *decide* sus acciones. El esfuerzo físico a través de la receptividad al Testigo Interior que habita en el hombre o la mujer puede llevarlos a alcanzar la unidad consigo mismos.

En el *Tao Te Ching,* y de acuerdo a Lao Tzu, se contempla la voluntad del cuerpo y la mente de estar separados. El objetivo del alma en el *Tao Te Ching* es separarse del cuerpo y la naturaleza corporal. Cuanto menos dependiente se sea del cuerpo, menores serán las dificultades que encuentren la mente y el alma por las distracciones de la vida corporal.

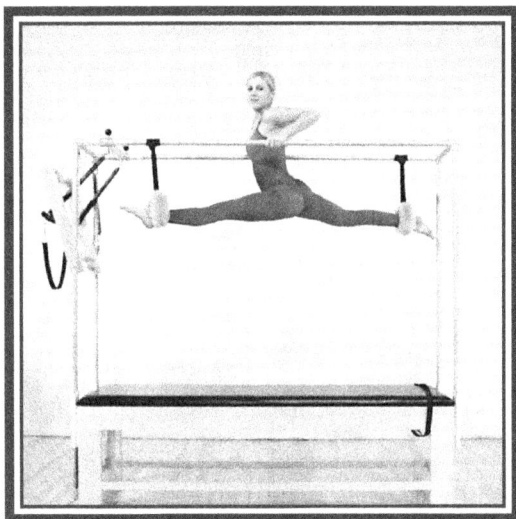

Buscar una vida ideal, con la máxima separación del cuerpo, debe liberar de los dolores y penas mortales y asegurar la unidad con el universo. Lao Tzu identifica el alma como la fuerza de la vida en el universo; por ello, el conocimiento puro y la razón son eternos y no conocen la muerte. Tan sólo el cuerpo puede perecer. La estudiada separación de la mente y el cuerpo no permite que el deterioro corporal tenga impacto sobre la mente, como tampoco que el desorden mental repercuta en el cuerpo.

Otro temprano modelo de la síntesis de la mente y el cuerpo es el ofrecido en las enseñanzas del Budismo Zen. En el libro *Budismo Zen y el Psicoanálisis,* de D.T. Suzuki,

Erich Fromm y Richard De Martino, los autores presentan la teoría budista básica sobre la mente y el cuerpo. Todas las partes del cuerpo piensan, pero ya que el área de la mente y la cabeza y las otras áreas del cuerpo han evolucionado en diferentes direcciones y durante diferentes etapas, la mente y el cuerpo no se comunican entre sí con claridad.

Según la creencia del Budismo Zen, las extremidades, el abdomen y las manos se desarrollan antes que la cabeza. Las piernas y el abdomen están mas cerca de la tierra y de la naturaleza. Por su temprano desarrollo y la proximidad a la naturaleza, a estas partes del cuerpo se les atribuye cierto tipo de conocimientos, que la mente y otras partes del cuerpo no poseen. Y de ahí la creencia budista de que "uno no debe pensar con la cabeza, sino con el abdomen, con la barriga".

El Ching I, o Libro de Cambios, con tres mil años de antigüedad es, posiblemente, el texto filosófico más antiguo que se conserva. Es un oráculo cuya sabiduría incluye elementos sobre la armonía entre el cuerpo y la mente. La fuerza y la claridad de la esencia del ser, tal y como figuran en el *Ching I*, han resonado a lo largo de la historia de la filosofía:

La contemplación del significado divino, oculto en el funcionamiento del universo, da al hombre que es llamado para influenciar a otros, lo necesario para producir efectos similares. Esto requiere del poder de concentración interior, que los grandes hombres con arraigada fe desarrollan a través de la contemplación religiosa. Les permite apresar las misteriosas y divinas leyes de la vida y, mediante la concentración interior más profunda, consiguen expresar estas leyes en sus propias personas. Así, un escondido poder espiritual emana de ellos, influenciando y dominando a otros, sin darse cuenta de cómo sucede (pág. 83).

Del Cristianismo se puede extraer uno de los versos más recitados del Nuevo Testamento: "… ¿O es que no sabéis que vuestro cuerpo es templo del Espíritu Santo que habéis recibido de Dios y que habita en vosotros? Ya no os pertenecéis a vosotros mismos" (Corintios 6:19). El Nuevo Testamento de la Biblia, si bien fue escrito por discípulos de Jesús de Nazaret, contiene varias versiones de sus discursos más importantes. En estos "sermones", él mencionó varios aspectos de las relaciones entre el cuerpo y la mente.

Jesús, contrariamente a las doctrinas religiosas de su época, creía que el pecado se podía cometer tanto en pensamiento como en acción: "… todo el que mira con malos deseos a una mujer ya ha cometido adulterio con ella en su corazón" (Mateo 5:27). Él se centró en la imperfección de la mente humana y sugirió que la mente puede controlar al cuerpo, tanto negativa como positivamente:

Lo que entra por la boca no mancha al hombre; lo que sale de la boca, eso es lo que le mancha... lo que sale de la boca viene del corazón... del corazón vienen los malos pensamientos, los homicidios, los adulterios, las fornicaciones, los robos, los falsos testimonios y las injurias. Eso es lo que mancha al hombre; comer sin lavarse las manos no mancha a nadie (Mateo 15:11, 18-20).

En este pasaje, Él caracterizó esta imperfección de la mente como una falta de fe y la consecuente incapacidad de elevarse por encima de lo terrenal. Jesús insistía en que esta falta de fe era el motivo por el que Sus discípulos eran incapaces de curar los cuerpos de los enfermos.

Jesús, sin embargo, no achacaba todos los fallos humanos a la mente. La mente sólo puede influenciar al cuerpo de manera negativa porque, según declaró a Pedro, "el espíritu está bien dispuesto, pero la carne es débil" (Mateo 26:41). Por la debilidad de la carne, a la mente le es fácil usar el cuerpo como vehículo para sus propios deseos imperfectos.

Él recomendaba separar zonas específicas del cuerpo, que servían como vehículos, del resto del cuerpo, con el propósito de evitar la expresión de pensamientos diabólicos a través de las acciones corporales: "Por eso, si tu mano o tu pie es ocasión de pecado para ti, córtatelo y arrójalo. Es mejor entrar en la vida manco o cojo, que ser arrojado al fuego eterno con las dos manos y los dos pies" (Mateo 18:8). La interpretación de esta desmembración, ya se interprete de manera literal o figurada, sugiere que el cuerpo puede ser fragmentado, mientras que el alma o la mente son indivisibles. El bienestar del alma puede requerir de sacrificios corporales, si las debilidades del cuerpo proveen a la mente de la oportunidad para pecar.

Aunque Joseph Pilates incluyó la palabra "espíritu" en

su definición de Contrología ("la completa coordinación del cuerpo, la mente y el espíritu"), nunca describió su propia definición. Dado que su lengua materna era el alemán, es razonable asumir que Joseph Pilates consideró los conceptos de espíritu demasiado complejos como para traducirlos adecuadamente al inglés. Todos los testimonios concuerdan en que, al enseñar en su estudio, Joseph Pilates no se caracterizaba por verbalizar sus ideas acerca del espíritu, aunque sí creía que su sistema de Contrología era tanto un ritual físico como una filosofía de la salud. En la ausencia de información más específica proveniente Joseph Pilates en persona, la Contrología puede ser interpretada como un ritual físico que posee acciones variadas y complejas, que implican un valor simbólico. Como filosofía de la salud, la Contrología es un sistema educativo donde los participantes obtienen un incremento en su salud física, un equilibrio emocional y capacidades mentales, que mejoran varios aspectos de sus vidas.

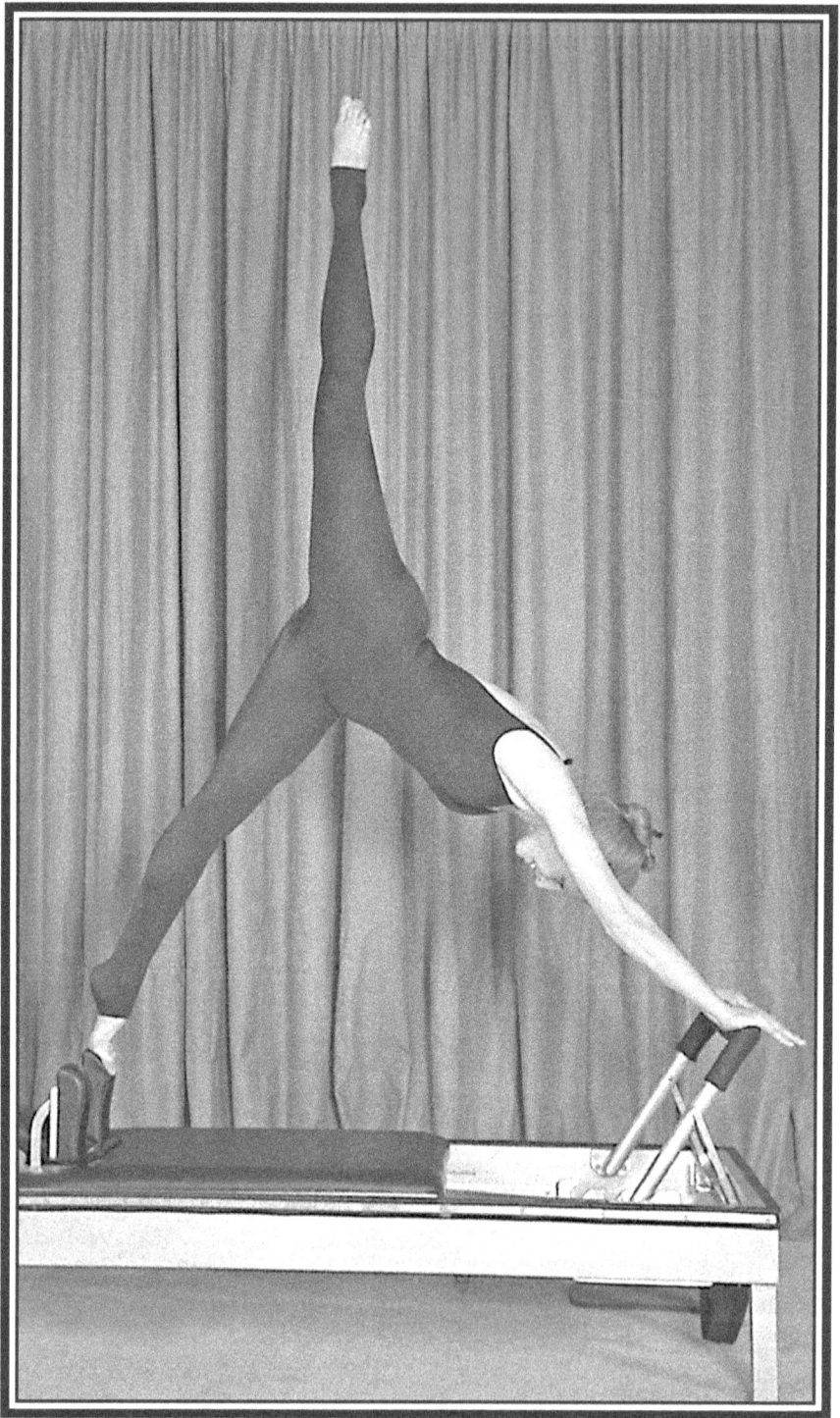

Capítulo 4

Cuatro Condiciones Indispensables del Método Tradicional de Joseph Pilates

Capítulo Cuatro

Joseph Pilates insistía en la necesidad de incluir cuatro condiciones para una correcta práctica de su método de Contrología: (1) la colocación de espalda-plana en posición supina; (2) la rotación externa de los muslos en la mayoría de los ejercicios, posición paralela en muchos ejercicios; (3) respiración suave y tranquila; (4) fluidez de movimiento. En este capítulo se iluminan estas cuatro condiciones y el por qué Joseph Pilates insistía sobre ellas.

La Posición de Espalda-Plana

Cuando se practica o se enseña el método tradicional, todos los ejercicios en posición supina (tumbados boca arriba) se intentan realizar con la espalda-plana, en lugar de con la pelvis en posición neutra. Joseph Pilates insistía en la práctica de espalda-plana para que sus estudiantes se hicieran conscientes, tanto física como mentalmente, de la acción abdominal y su efecto sobre el incremento en la estabilidad, la fuerza y la articulación de los músculos que gobiernan la columna vertebral y el tronco. Como resultado de este entendimiento, los estudiantes pueden trabajar hacia la disminución de los síntomas por "sobre-curvatura" de la columna, como lo describió Joseph Pilates. La posición de espalda-plana también ayuda a aumentar la fuerza y a mejorar la articulación, lo cual posibilita el óptimo posicionamiento y porte de la columna vertebral mientras uno se mueve hacia otras posiciones, figuras y gestos, como el ponerse de rodillas, estar de pie, caminar, correr, saltar, sentarse, lanzar, chutar, etcétera.

Sin embargo, la consecución de una espalda-plana en posición supina es, de algún modo, condicional, ya que ciertas tipologías corporales impiden que se pueda lograr una posición horizontal de espalda-plana. Cuanto menos, es posible que éste sea el caso durante las fases iniciales de aprendizaje del método. Debido a la anatomía y al marco genético de cada uno, existen diferencias en los músculos de los glúteos, la curvatura lumbar y la disposición de la zona dorsal, pudiendo todo lo anterior causar variaciones en la posición de espalda-plana. También pueden existir diferencias estructurales debidas al resultado del entrenamiento físico del individuo. Por ejemplo, los nadadores tienden a tener los hombros y la zona dorsal ancha;

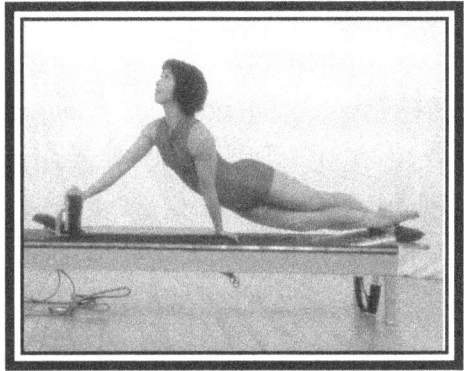

los levantadores de pesas y los jugadores de fútbol americano son conocidos por tener una masa muscular más densa; los corredores de larga distancia suelen ser más delgados.

Sin lugar a dudas, los grados de curvatura pueden ser variados y hay muchas interpretaciones posibles para la expresión "espalda plana". Así que cuando se leen los libros de Joseph Pilates, *resulta crucial interpretar correctamente sus expresiones*. Cuando utiliza los términos "curvaturas vertebrales", "curvaturas de la columna vertebral", o simplemente "curvatura", J.Pilates se refiere a las curvaturas médicamente diagnosticables (ej.: hipercifosis, hiperlordosis, escoliosis), que están fuera del rango normal y que producen problemas asociados con la incapacitación funcional y/o el dolor.

Aunque la población general presenta diversos grados de curvatura vertebral, es evidente que Joseph Pilates no se estaba refiriendo a estos individuos. Él se estaba centrando en las sobrecurvaturas adaptativas o patológicas, causadas por una mala postura y evidentes en la gran mayoría de la población "normal". Otro punto a considerar —aunque parezca evidente— es éste: cuando él describía la importancia de la práctica de los ejercicios de la Contrología con una *espalda* plana, no se refería a que se hicieran con la *columna vertebral* plana. Cuando Joseph Pilates instruía el uso de una espalda plana en la posición supina, no estaba sugiriendo que intentáramos aplanar nuestra columna vertebral, ni en supino ni en ninguna otra posición. De hecho, esto no sólo resultaría imposible sino que es indeseable, ya que se necesita una curvatura vertebral normal para poder estar de pie, equilibrarse, moverse y para la absorción de impacto. En *Return To Life Through Contrology*, escribió:

> Debido a la mala postura, prácticamente el 95 por ciento de nuestra población sufre de variados grados [excesivos] de curvatura vertebral, por no mencionar otras enfermedades más serias. En un bebé recién nacido, la espalda es plana porque la columna vertebral es recta. Por supuesto, todos sabemos que ésa es la intención de la naturaleza, no sólo para el momento del nacimiento, sino durante toda la vida. Sin embargo, en la vida adulta raramente se consigue esta condición. Cuando

la columna vertebral tiene curvaturas [excesivamente pronunciadas], el cuerpo entero se coloca en posición de desalineación, y pierde su equilibrio (pág. 58-59) .

Todos nacemos con la columna ligeramente curvada. El feto necesita de este arco, cóncavo en el lado anterior del cuerpo y convexo en la parte posterior del cuerpo, para residir en el vientre antes de nacer. Una vez expuesto a los efectos de la gravedad, la columna vertebral se irá doblando de manera gradual y adquirirá curvas en respuesta a las presiones de la gravedad y a la mayor utilización de los músculos. Por ejemplo, el cuello desarrollará una curva en forma de C

> **La posición de espalda-plana permite ser más conscientes de la posición del cuerpo para activar los abdominales y utilizarlos en la estabilización lumbar durante el movimiento.**

(de delante hacia atrás) a medida que el bebé aprenda a levantar la cabeza en contra de la gravedad. Durante el tiempo que el bebé aprende a ponerse de pie, la columna lumbar (zona baja de la espalda) se adapta al jalón gravitacional, desarrollando otra curva en forma de C. La columna torácica (zona media de la espalda), junto con el sacro (la parte más baja de la columna), son dos segmentos que mantienen una curvatura más o menos hacia el frente, similar a la del feto en el útero.

Teniendo presentes estos puntos, se torna esencial entender que cuando Joseph Pilates se refiere a la columna vertebral como si fuera recta, *él no describe lo que está pasando internamente en la columna, sino los rasgos corporales que se pueden apreciar visualmente desde fuera*. Mediante su observación de la población general, Joseph Pilates se percató de que mucha gente mantenía malas posturas. También percibió curvaturas excesivas en la columna, consecuencia de hombros caídos y caderas adelantadas. También estableció una correcta relación entre estas excesivas curvaturas y el resto del cuerpo. Con las personas en posición de pie, Joseph Pilates observaba que las cabezas a menudo se encontraban adelantadas y las piernas en hiperextensión (bloqueadas más allá de la línea recta). Mantener una postura con estas curvas exageradas no requiere de mucho control muscular. Al contrario, esta posición permite que la gente sea bastante perezosa. El cuerpo simplemente se para y descansa sobre sus propios ligamentos y articulaciones. Al principio no resulta problemático, pero este tipo de postura sienta las bases para un patrón de movimiento mal adaptado, haciendo que el individuo sea más proclive a lesionarse o a experimentar una disminución en su funcionalidad.

Lo bello de comenzar los ejercicios sobre el suelo o sobre una colchoneta (*Mat*) es que contar con una superficie firme bajo la espalda aporta sensaciones táctiles a los receptores sensoriales de la espalda, ofreciendo constante información sobre la alineación y oportunidades para auto-corregirse. Al estudiante se le instruye en *alargar* la columna vertebral por la colchoneta o el suelo, alejando la pelvis en dirección opuesta a la caja torácica, incrementando ligeramente la distancia entre las costillas y los huesos de la pelvis. Esta descripción verbal ayuda al estudiante a activar los pequeños músculos de la espalda, en concreto los *multífidos* y los *rotadores*. Estos músculos se usan menos de lo que deberían, cruzan sólo dos o tres niveles vertebrales y crean un efecto estabilizador sobre la columna, desarrollando lo que actualmente denominamos "fuerza del centro" o "fuerza del *core*".

Contrariamente a lo que sostienen muchos detractores —poco informados— del Pilates Clásico Puro, la posición de espalda-plana en supino no es una posición estática, de flexión pélvica contraída o "sujetada", a lo que algunos se refieren equivocadamente como "esconder" el sacro. Los instructores tradicionalistas prestan atención a practicar y enseñar la energía direccional, con una acción muscular asistente, de manera que tanto la pared abdominal como los músculos de la espalda se alarguen simultáneamente y por igual. Se anima a los alumnos a recoger y alargar el área abdominal hacia adentro y hacia arriba, en dirección a la columna vertebral, con el propósito de activar un músculo clave del centro, la capa abdominal más profunda: el transverso del abdomen.

Según la fisioterapeuta Aileen Chang, el transverso del abdomen forma, junto con los músculos oblicuos internos y externos, el conjunto de músculos centrales anteriores más funcionales que poseemos, por insertarse en la fascia toracolumbar, una estructura ubicada en la zona baja de la espalda. Esta fascia actúa a modo de corsé muscular; cuanto más fuertes sean los músculos que se adhieran a ella, mayor será la estabilidad de la columna vertebral. Si bien el recto abdominal —también conocido como la tableta de chocolate o el *six-pack* — recibe mucha atención por parte de las revistas de moda y fitness, en sí mismo éste no es un buen indicador de la salud de la columna o de la fuerza del centro.

En un individuo sano, el transverso del abdomen se activa inmediatamente antes de cualquier movimiento de las extremidades, y cuando la persona intenta moverse sobre una superficie inestable. En Pilates Clásico Puro, el ejercicio del

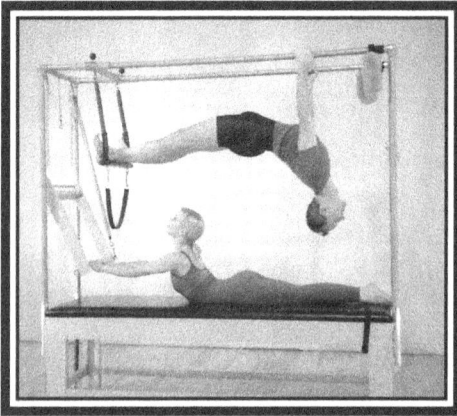

Hundred es un movimiento estupendo para activar y utilizar el transverso del abdomen. Éste se ejercita mientras las piernas, la cabeza y los hombros están elevados sobre el suelo y, aún más, con el bombeo de los brazos. La sensación de la colchoneta contra la espalda constituye un buen indicador para saber si se está manteniendo un buen contacto con el suelo o si, por el contrario, nos estamos arqueando.

Por tanto, el propósito de trabajar con espalda-plana en la posición supina es el de ganar percepción de la posición corporal, activar y utilizar los músculos abdominales en su papel como estabilizadores lumbares y facilitar las indicaciones a los músculos segmentarios internos para aumentar, de manera simultánea, la estabilidad de la columna vertebral. Todos estos puntos son esenciales para permitir al individuo controlar con seguridad su cuerpo mientras se mueve por un extraordinario número de gestos globales, que requieren de varios grados y combinaciones de flexión, extensión, y rotación.

Si ponemos en práctica el método tradicional de Joseph Pilates al caminar, cuando nos sentamos o levantamos, al tratar de alcanzar o lanzar algún objeto, y cada vez que saltamos o llevamos a cabo cualquier otro comportamiento de la vida diaria, aumentaremos el control funcional de la columna vertebral, consiguiendo movimientos de mayor eficiencia y sencillez, y previniendo lesiones. Más allá de la simple consecución de beneficios funcionales, ganamos también "… gracia natural, flexibilidad y habilidades que se verán reflejadas de forma natural en nuestra manera de caminar, trabajar y jugar", como prometía Joseph Pilates. En su libro *Your Health* escribió:

> … la columna vertebral normal ha de ser recta para funcionar exitosamente, de acuerdo a las leyes de la naturaleza en general y de la ley de la gravedad en particular … la curvatura [anormalmente pronunciada] es, por sí misma, especialmente peligrosa para los órganos vitales y para el cuerpo en su globalidad (pág. 43).

Joseph Pilates explica la relación entre la postura de la columna vertebral y la salud visceral. Es muy sencillo, una persona que se encorva reducirá en gran medida el espacio en que pueden residir sus órganos internos. Y esto puede impedir el correcto funcionamiento y la salud de órganos vitales, como puedan ser los pulmones, el corazón, los riñones y el hígado:

Capítulo Cuatro

La obesidad abdominal y los peligrosos efectos de la corpulencia tienen su origen en la inapropiada curvatura [anormalmente pronunciada] de la columna vertebral. Un adecuado porte de la columna es la única manera natural de prevenir la obesidad abdominal, la falta de aliento, el asma, la presión arterial alta o baja y varias otras formas de enfermedades del corazón. Cabe decir que ninguno de estos males puede ser efectivamente tratado hasta que las curvaturas [excesivas] sean corregidas (pág. 44-45).

En la sección dedicada a "Ejercicios sobre Colchoneta" (*Mat*) de *Return to Life Through Contrology*, Joseph Pilates plasma con claridad las indicaciones para practicar correctamente el ejercicio *The Roll Up*: "Toda la columna vertebral debe tocar el suelo o la colchoneta" (pág. 73). Y en cada una de las fotos en que vemos a Joseph Pilates practicando ejercicios de *Mat*, éste presenta claramente una espalda plana.

Como se ha mencionado anteriormente, *The Pilates Method of Physical and Mental Conditioning* (1980) fue quizás el primer y el único manual que describía el Método Pilates en base a los dos libros del mismo Joseph Pilates. Los autores, Philip Friedman y Gail Eisen, estudiaban con Romana Kryzanowska mientras escribían el libro, mucho antes de que el método se comercializara con varias interpretaciones derivativas.

Acreditando la directiva de Joseph Pilates de que nuestras espaldas deben estar planas en la posición supina Friedman y Eisen comentan:

…presione la espalda para aplanarla tanto como le resulte posible. Trate de evitar que, entre la espalda y la colchoneta, quede nada de aire. Para comprobarlo, mire si puede deslizar los dedos de la mano bajo el arco lumbar. Si lo consigue, déjelos ahí y trate de aplastarlos con la espalda. Sienta el trabajo de los músculos. Saque la mano sin relajar los músculos que están presionando la espalda contra la colchoneta, y presione más fuerte.

Los autores van más allá, y acompañan el texto con varias fotografías en las que una mujer demuestra ejercicios con la zona lumbar alargada y plana sobre el suelo.

Rotación Externa como Norma General

La segunda condición característica del método tradicional de Joseph Pilates es la rotación externa de las caderas, o posición de puntas hacia fuera. Existen razones de peso por las que Pilates instruía a sus alumnos a colocarse de esta manera.

La orientación de Joseph Pilates hacia la "población normal y saludable" y su intención de educarles sobre la postura resulta aquí relevante. Como ya se ha discutido, una mala postura puede ser el resultado de un pobre control por parte de los músculos abdominales, pero también está asociada con la rotación interna del fémur (cadera/muslo), que puede mostrarse como piernas en equis. El porqué esto ocurre es muy simple: alguien que descuida el control muscular del área abdominal mientras pretende mantener una buena postura, también va a descuidar el uso de los glúteos para mantener una buena posición de las caderas. Adicionalmente, una vez que un grupo de músculos se ha descuidado o resulta mal empleado, estos músculos se inhiben. En este estado, los músculos "se apagan", volviéndose débiles y menos firmes. Con el tiempo, los músculos débiles se convierten en obstáculos de movimiento, impidiendo la adaptación física y aumentando el riesgo de lesión.

Según Aileen Chang, cuando alguien tiene una postura en la que las curvas de la columna vertebral son exageradas, y las caderas sobresalen hacia el frente, el músculo psoas o flexor de la cadera se acorta y se vuelve hipertónico. Este cambio en la fisiología causa una inhibición neural al grupo antagónico (los músculos de los glúteos), ayudando así a crear condiciones donde los glúteos también se vuelven inhibidos y dejan de funcionar adecuadamente con nuestros movimientos cotidianos, nuestras posturas o actividad física especializada. Consentir este tipo de pereza a nuestra postura también provoca que se acorten los isquiotibiales y el extensor de la zona lumbar, lo cual promueve, una vez más, la inhibición de los músculos glúteos. Por lo tanto, los músculos de los glúteos se distraen y vuelven perezosos, ya que creen que no deben esforzarse por el bien del individuo. Y eso no es así. Joseph

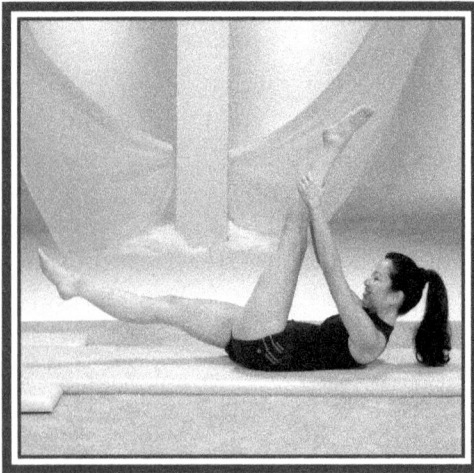

Pilates, all colocar anticipadamente los fémures en rotación externa, conseguía involucrar a los músculos de los glúteos, disparando su acción y ayudando de este modo a la estabilidad y la propulsión del esqueleto en los distintos movimientos.

Colocar desde el principio los fémures en rotación externa puede activar los seis rotadores externos profundos y fortalecer la cara interna de los muslos y las nalgas. Estos músculos son parte esencial de "la cintura de fuerza" (del inglés, *girdle of strength*), que es como Joseph Pilates se refería al *Powerhouse*, y no han de descuidarse. La rotación femoral externa también supone una mayor estabilidad cuando nos encontramos en posición de pie. Una rotación externa moderada de las piernas es el ángulo natural con el que los fémures se extienden desde los acetábulos. No es una coincidencia que la tradicional "postura militar", por la que se rigen los ejércitos y cuerpos de policía de todo el mundo, esté conformada por una rotación femoral externa.

Joseph Pilates entrenó a cuerpos de la policía en Alemania y en Inglaterra y por eso entendía que una ligera rotación externa de las piernas es la mejor posición para apoyar el torso y portar el cuerpo cuando se está de pie o hay que marchar durante un tiempo prolongado. Practicar la rotación externa de las piernas es condición necesaria para una mejor estabilidad, elevación y locomoción. Piense, además, en la posición que adquieren los gimnastas cuando están parados justamente antes de correr, saltar o acceder al área de ejercicios de suelo, o en la posición de los gimnastas cuando aterrizan tras una serie de saltos; sus piernas siempre tienen una ligera rotación externa, asegurando su estabilidad y precisa colocación.

Joseph Pilates también incluyó muchos ejercicios con las piernas en posición paralela, porque practicando ambas posiciones —la paralela y la de rotación externa— *en proporciones adecuadas*, se estimula el equilibrio muscular. En las articulaciones que pueden moverse en dos direcciones diferentes, es beneficioso fortalecer los músculos de modo que puedan desarrollar una fuerza potencial relativamente igual. Recuerde que Joseph Pilates incluía más rotación externa que posición neutra paralela, porque los músculos rotadores externos suelen ser más débiles; su intención era que nosotros incrementáramos la fortaleza de los músculos rotadores externos.

Aún cuando existen ejercicios de Pilates tradicional que se practican en posición paralela, es necesario activar los músculos de rotación externa de las caderas, ya que esto extrapola la función muscular en una posición de la cadera más neutra. Al incorporar posiciones de piernas paralelas en su método de ejercicio, los músculos agonistas y antagonistas de las piernas y las caderas han de trabajar juntos para estabilizar las extremidades inferiores. Este incremento de fuerza en los glúteos promueve e incrementa el tono y, por tanto, mejora la acción de los músculos de las caderas en las actividades diarias. ¡Y además mejora su aspecto!

"Ins & Outs" para una Correcta Respiración

La tercera condición necesaria del Pilates Clásico Puro es mantener una respiración calmada y tranquila. La respiración es un proceso algo complejo, que puede ser estudiado desde diferentes perspectivas. Además de la respiración normal de los humanos y sus patologías médicas, la respiración puede ser analizada a nivel celular en las plantas y en los animales acuáticos, como también en la fermentación de varios alimentos. Según la obra *Digestive System to the Skeleton*, "la principal función del sistema respiratorio es suministrar oxígeno a las células y eliminar el dióxido de carbono que aquéllas producen" (pág. 6).

Al nivel básico, la respiración es un intercambio de gases que mantiene el metabolismo de una sola célula, de un grupo de células, o de un organismo completo. En el libro *Inner Focus, Outer Strength*, Eric Franklin describe la respiración como "…un proceso permanente y vital que nos conecta íntimamente con el aire que nos rodea" (pág. 95).

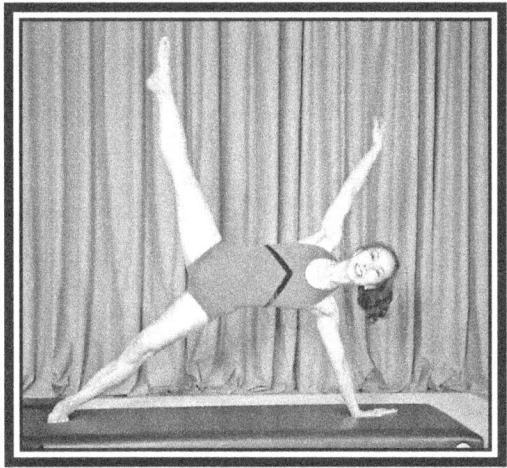

En Pilates Clásico Puro, inspiramos y espiramos despacio, con calma y con facilidad, evitando tensar la zona del pecho, o generar cualquier tipo de tensión alrededor del cuello o la mandíbula. En un entrenamiento tradicional, conforme la demanda de oxígeno va aumentando, puede también acelerarse el ritmo de la respiración, pero continuaremos respirando de manera profunda, en lugar de recurrir a una respiración rápida y superficial. Inspiramos tranquilamente por la nariz, espiramos por la nariz o por la boca —con los labios ligeramente entreabiertos —, mientras expandimos nuestros pulmones a lo ancho y a lo largo. Los músculos abdominales se alargan hacia el interior y se extienden como un abanico hacia la espalda. Esto es así tanto para posiciones en supino con espalda-plana, como para posiciones de flexión, extensión, flexión lateral, rotación, o cualquier combinación de las anteriores.

Jay Grimes suele decir "respiren como si fueran caminando por la calle". Se trata de incluir la respiración dentro de la propia, para regular un flujo continuo de oxígeno sin distraernos física ni mentalmente. Muchos instructores no-tradicionalistas se centran demasiado en la respiración, lo cual puede ser problemático para los estudiantes de cualquier nivel. Por el contrario, los instructores tradicionales no distraen o alteran a sus estudiantes haciendo que se fijen especialmente en la respiración o practicando técnicas foráneas de respiración durante la práctica del método tradicional. La clave radica en respirar con naturalidad, calma y profundidad.

Como guía general, Joseph Pilates recomendaba inspirar durante el esfuerzo físico y espirar durante la liberación. Como tradicionalistas, nuestra meta no consiste en crear o adherirnos a ninguna fórmula rígida en la que cada movimiento deba corresponder a un patrón de respiración en particular. Algunos individuos consideran el respiro como una manifestación del espíritu y es el espíritu el que da vida al cuerpo, a la mente y al movimiento. Lo adecuado es fomentar una respiración sin esfuerzo, enfatizando de manera periódica —cuando resulte apropiado— una inspiración o espiración fuerte. Dicho esto, resulta importante destacar los cuatro ejercicios en los que la respiración es fuerte y determinada. Se trata de los ejercicios *Hundred*, *Down Stretch*, *Snake* y *Twist*.

Mientras se realizan los ejercicios, es importante no respirar de manera forzada, sino hacerlo con tranquilidad, a fin de poder extrapolar el aprendizaje a la vida y función cotidiana. Aunque, en alguna parte de un movimiento, respirar intensamente ayude a la estabilidad de la columna vertebral y a activar ciertos músculos, sigue siendo necesario mantener la respiración constante y tranquila. Si el estudiante puede respirar con normalidad durante el esfuerzo físico de los ejercicios, cuando se enfrente a una situación intensa fuera de clase —lo que causaría que cualquier otra persona respirara con un poco más de intensidad y rapidez—, el estudiante podrá mantener equilibrada su respiración y, por ende, su vida.

En el acto de la respiración participan, fundamentalmente, los músculos intercostales externos y el diafragma. Durante la inspiración, las costillas se elevan por acción de los músculos intercostales y los intercondrales. Tal y como apunta John B. West: "El músculo más importante para la inspiración es el diafragma". West describe el diafragma durante la inspiración:

[El diafragma] es un músculo de capa fina y forma de cúpula, que se inserta en las costillas inferiores. Está inervado por el nervio frénico, desde los segmentos cervicales 3, 4, y 5. Cuando se contrae, el contenido abdominal es forzado hacia abajo y hacia delante, y la dimensión vertical de la cavidad torácica aumenta. Además, los márgenes de las costillas se levantan y se expanden hacia afuera, provocando un incremento en el diámetro transverso del tórax (*Respiratory Physiology: The Essentials*, pág. 79).

Con respecto al Pilates Clásico Puro, Aileen Chang menciona que existe confusión acerca de la diferencia entre activar los músculos abdominales para estabilizar el tronco y la capacidad de respirar al mismo tiempo. Al moverse *inferiormente*, el volumen de la cavidad torácica aumenta, permitiendo así que los pulmones se expandan y llenen de aire. Cuando espiramos, el diafragma se eleva para regresar a su posición original. Al mismo tiempo que el diafragma se mueve hacia abajo, las costillas se desplazan para incrementar el volumen del torso y disminuir la presión dentro del tórax, de modo que el aire pueda penetrar en los pulmones. Las costillas se mueven de dos formas. La primera es a modo de asa de cubo: las costillas se mueven hacia arriba y hacia fuera (lateralmente) cada vez que tomamos aire, y esto provoca un aumento del diámetro lateral del tórax. La segunda es como un movimiento de bomba de agua, en donde las costillas inferiores y el esternón se mueven hacia delante y hacia arriba, incrementando así el espacio antero-posterior del tórax.

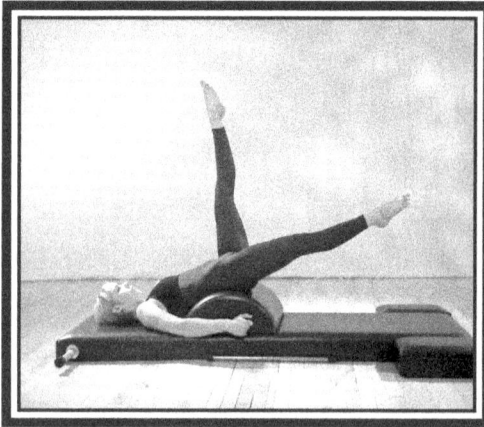

Lo que esto quiere decir es que durante un entrenamiento de Pilates, los estudiantes son alentados a no depender sólo de los músculos abdominales para ayudar a la respiración, dado que ésta no es su función principal. Es mejor sentir el respiro expandirse por la zona torácica en todo su ancho y profundidad, al tiempo que se anima a la movilidad del tronco y de la columna para facilitar una buena oxigenación.

Las respiraciones cortas proporcionan un escaso suministro de oxígeno, mientras que respirar de manera más profunda y lenta posibilita un transporte más abundante del oxígeno vital hacia los alveolos pulmonares. Dado que Joseph Pilates alentaba las inspiraciones y espiraciones calmadas y profundas, lo más probable es que comprendiera la importancia biomecánica de respirar con este patrón en el día a día y, fundamentalmente, durante los entrenamientos vigorosos.

En gran contraste con el Pilates Clásico Puro, existen varios estilos de respiración con enfoques derivativos: disciplinados/indisciplinados y conscientes/inconscientes. La "respiración percusiva" es uno de esos ejemplos en que un método foráneo se ha insertado en el trabajo tradicional de Joseph Pilates. Desafortunadamente, este tipo de respiración provoca una excesiva tensión muscular en las zonas del pecho, el cuello y la mandíbula, a la vez que supone una considerable distracción mental, al tratar de coordinar el movimiento fluido con la fuerza y la precisión. En la respiración percusiva, el ritmo apresurado de la respiración y las intencionales contracciones musculares perturban los patrones de movimiento naturales y los ritmos del Pilates Clásico Puro.

La respiración percusiva se puede interpretar como una forma de respiración rápida y superficial (médicamente conocida como Taquipnea) sin una condición médica subyacente. Una respiración rápida y superficial puede tener varias causas médicas, incluyendo asma, enfermedad pulmonar obstructiva crónica, dolor de pecho, neumonía y embolia pulmonar. La respiración percusiva también se asemeja a la hiperventilación, producto —por irónico que parezca— de la ansiedad o el pánico, que no son exactamente los efectos que pretendemos conseguir con nuestro método. Lo anterior no quiere decir que sea incorrecto o inapropiado utilizar otros modos de respiración para otras actividades, pero estas técnicas no deben ser incluidas en el método tradicional de Pilates. Una vez más, cuando las metodologías foráneas se injertan en el sistema tradicional de Pilates, la técnica se distorsiona y se vuelve menos efectiva.

Para articular aún más esta idea, se extrae del ámbito musical el término "sobre-respiración". Se utiliza para describir los síntomas asociados con la respiración rápida y superficial, la hiperventilación o disnea (falta de aliento). En el artículo de investigación titulado *Mantener la Respiración como Factor Determinante del Rendimiento Deportivo* (www.asthmacare.ie, 2008) "Los individuos que sobre-respiran experimentan mayores niveles de ácido láctico, fatiga, constricciones de pecho, falta de aliento y un peor rendimiento".

Algunos investigadores han apuntado a que ciertas condiciones médicas, posiblemente combinadas con la sobre-respiración durante el ejercicio físico, podrían ser una causa de asma (Mayers & Rundell, 2006). Esto sugiere que la respiración rápida no sólo interfiere con el funcionamiento normal de las vías respiratorias, sino que también puede provocar "asma inducido por el ejercicio". Aunque sólo fuera por esto, hay motivos suficientes para ser prudentes y no perderse en la creatividad, decidiendo cambiar el método tradicional de Joseph Pilates.

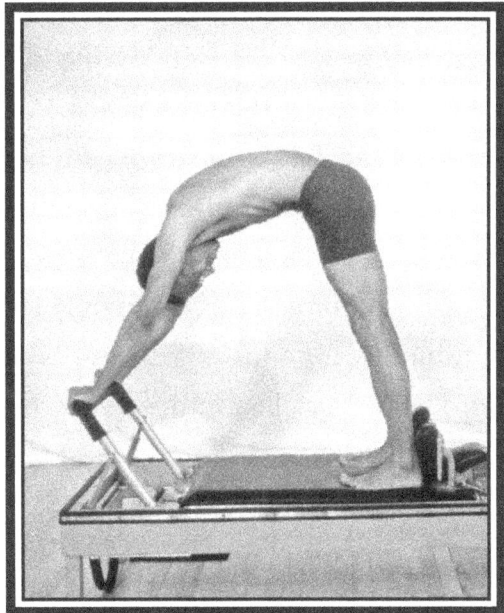

En notable contraste con la respiración rápida y superficial, hay varias técnicas de relajación y meditación que persiguen ralentizar la respiración y la frecuencia cardíaca. Aunque estas técnicas de respiración resultan excelentes para la relajación y la meditación, no deben ser incorporadas en el Pilates Clásico Puro, porque sus efectos son muy diferentes. Las técnicas de respiración para la relajación/meditación reducen a propósito la energía para conseguir llegar a estados de reposo, favorecer la expansión convexa de las capas de músculos abdominales y facilitar un mayor movimiento del diafragma.

Capítulo Cuatro

Joseph Pilates promovía la estabilización y el alargamiento de las capas de musculatura abdominal para proporcionar una base para la articulación y la movilidad en los movimientos del día a día y en las actividades recreativas o deportivas. Incluso en momentos en que el cuerpo estaba relativamente inactivo, Joseph Pilates pretendía que tuviéramos una mente y un cuerpo responsivo, siempre preparados para la acción. El cuerpo no puede estar preparado para la acción o para situaciones de emergencia si se encuentra en hiperventilación o, con una respiración lenta, en un estado de relajación y meditación. En resumen, en Pilates Clásico Puro se respira con calma, a través del ancho y largo de los pulmones, mientras se estabilizan los músculos abdominales y se prolongan hacia el interior y hacia arriba, ya sea que estemos en posición supina con la espalda-plana, en flexión, extensión, rotación o en cualquier combinación de las anteriores. Nos mantenemos tranquilos, pero listos para la acción si se necesita o se desea.

El Delicado Arte de la Fluidez

La cuarta condición necesaria del método tradicional de Joseph Pilates es la fluidez del movimiento. A lo largo de las décadas, Romana y Jay han trabajado con devoción para transmitir el corazón y el alma del método tradicional de Joseph Pilates. Como se hacía en el estudio original de Joseph Pilates, ellos se esfuerzan por comunicar la composición armoniosa de todos los ejercicios. De esta manera, los movimientos independientes se complementan entre sí, generando un todo cualitativo que va más allá de cada ejercicio en particular. El simple hecho de estirar y fortalecer no constituyen el método tradicional y no son suficientes. En el método tradicional, no sólo se practica la creación de formas, sino que dichas formas se articulan y se perfeccionan.

Con energía, coordinación y concentración, nosotros nos enfocamos hacia la creación de un arreglo sinfónico de todos nuestros movimientos. Nuestra mente es el director de orquesta y nuestro cuerpo es la sinfonía. Cada ejercicio tiene su propio ritmo, su propia "melodía", por así decirlo. Resulta esencial integrar nuestros patrones de movimiento con patrones rítmicos. En el método Pilates Clásico Puro, no se escucha música ni se ve la televisión mientras se hace ejercicio, porque los sonidos estarían en contradicción con nuestra dinámica, los ritmos internos y la concentración mental. La instrucción del maestro, el tono de su voz y las imágenes que nos proporciona nos ayudan a guiar la dinámica de nuestros ritmos cambiantes. Romana recordaba a sus alumnos que "en Pilates, todo es movimiento. No puedo corregirte si no te estás moviendo". Lo que con ello quiere decir es que las correcciones verbales de un maestro no pueden ser adecuadamente integradas si el estudiante se está moviendo demasiado despacio, o con un ritmo o energía insuficientes. El cuerpo no puede desarrollar ni exhibir una buena coordinación si la dinámica del movimiento es demasiado lenta.

En este punto, resulta importante comprender que *la coordinación es una respuesta al impulso del movimiento*; por lo tanto, guiamos y controlamos nuestro movimiento *después* de que éste haya comenzado. Si controlamos nuestro movimiento demasiado, éste se sentirá y se percibirá congestionado, forzado y sin vida; si no controlamos suficientemente nuestro movimiento, carecerá de definición y de integración en relación con otros aspectos de nuestro cuerpo, así como también con otros ejercicios. En el método Pilates, nos centramos primero en los beneficios funcionales y después, se hace hincapié en la transformación de los ejercicios en un arte atlético. Lo que diría Romana a este respecto es que "Pilates es poesía en movimiento".

Resulta esencial distinguir entre el arte atlético de fluidez de movimiento y lo que es, simplemente, moverse con rapidez. Algunos maestros de programas derivados impulsan al personal docente y a los estudiantes a moverse de forma rápida, sin tomar en consideración las aptitudes individuales de la persona, su coordinación o nivel de habilidad. Aunque estos programas de formación docente consideran que su enfoque educativo tiene "fluidez", en realidad se trata de una velocidad superficial, con la que se sacrifican aspectos esenciales de la calidad apropiada del movimiento, la acción muscular, la precisión, la coordinación y la concentración mental.

Las transiciones entre los ejercicios son tan importantes como los ejercicios mismos. Esta idea no se puede recalcar suficiente. La danza sucede entre las imágenes. Las transiciones reflejan el aspecto más sutil de la técnica, ya que requieren la transferencia de nuestro peso *entre* los ejercicios en una variedad infinita de formas. Debido a la naturaleza de la memoria muscular de nuestro cuerpo, el entrenamiento constante es importante: debemos aprender con regularidad cómo transferir apropiadamente el peso a través de diferentes posiciones y equilibrios. Aprender a cambiar el peso sin dificultad *entre* ejercicios —mientras se mantiene la estabilidad, el equilibrio y el control— es una forma de lograr sentir la integración y la coordinación, mientras disfrutamos de un buen entrenamiento.

Como escribió Elizabeth Lowe Ahearn en su artículo *The Pilates Method and Ballet Technique*: "Todos los ejercicios y los movimientos de Pilates, así como las transiciones entre ejercicios, se realizan con fluidez o Flujo de Movimiento. Nunca hay movimientos balísticos, estáticos ni entrecortados".

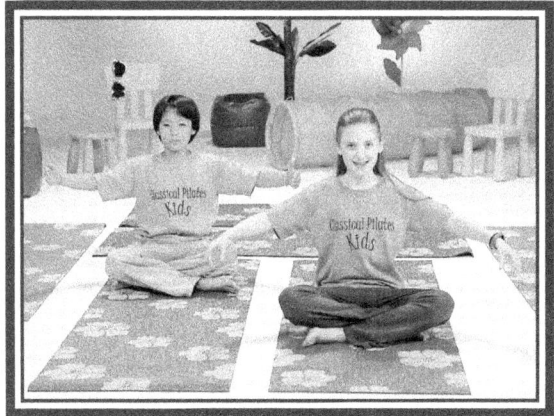

La mayoría de las veces no nos damos cuenta de las transiciones porque nuestro enfoque mental generalmente se inclina claramente hacia los ejercicios definidos como "oficiales". Trabajar aspectos de las formas de los ejercicios en todas las transiciones resulta de gran utilidad. Y en una sesión de ejercicios con transiciones finas obtendrás el doble de beneficios. El arte atlético de Pilates Clásico Puro requiere *disimular* las transiciones de los peatones cuando el peso no se transfiere con facilidad. El hecho de minimizar los movimientos ajenos al Pilates nos enseña gracia y eficiencia en todos los movimientos y es uno de los secretos del deporte artístico.

Paralelamente al trabajo de las transiciones y a la reducción del número de movimientos que no son Pilates, tenemos otro objetivo, el de aumentar el espacio literal y figurativo en el cuerpo. Al establecer el movimiento en el centro, es importante alargar y alejarse de éste, creando más espacio físico entre las articulaciones y entre las vértebras que comprenden la columna vertebral. De esta manera, se contrarrestan los efectos que sobre músculos y huesos ejerce el tirón de la gravedad, el cual contrae nuestro cuerpo entero en un aumento de densidad y menor articulación. La creación de más espacio físico e imaginativo en el cuerpo puede traducirse en el logro de mayores rangos de movimiento, la mejora de los estiramientos, y las sensaciones asociadas, como elevarse o flotar.

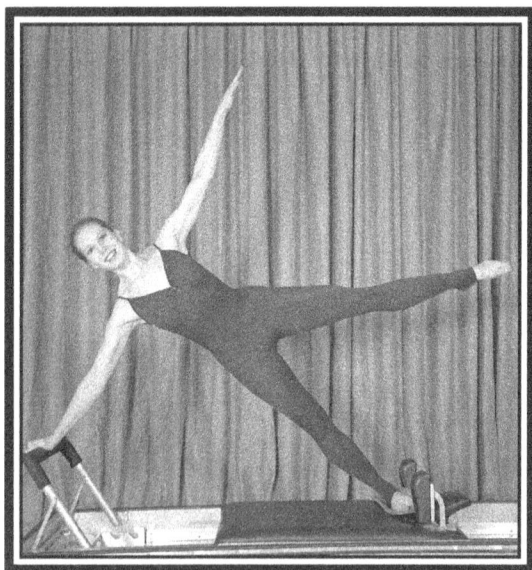

Tocando un tema estrechamente relacionado con las transiciones eficientes, eliminar todo movimiento irrelevante es crucial para el desarrollo de cualquier técnica, deporte o arte atlético escénico. Hay infinitos puntos de equilibrio dentro de cada rango de movimiento y por ello cualquier reajuste o titubeo puede interferir con el equilibrio en dicho rango. Cada movimiento debe tener un propósito, y la coordinación está directamente relacionada con trabajar *conforme* a los patrones de movimiento establecidos por la técnica, el deporte o el arte atlético escénico.

También es importante ser consciente de qué tipo de cualidad de movimiento expresamos y en qué grado lo hacemos. Estas cualidades son, entre otras, la flexibilidad, el nivel de energía, la suavidad, la fuerza musculosa, la fluidez, el lujo, la robustez, etc. Las cualidades de movimiento surgen de la expresión de los valores y de la imaginación de uno mismo, y ellas dirigen nuestras opciones de movimiento. Estas cualidades también afectan a la manera en que el sentir influye a la forma y a cómo la individualidad de uno mismo da vida al movimiento de una forma única y en infinitas variaciones.

Si se ejecuta correctamente, cualquier ejercicio sencillo puede convertirse en una fuente de placer físico y estético para el demostrador y el observador. Es mucho mejor practicar un entrenamiento básico con corrección en el movimiento que pelear con uno mismo, por orgullo o injustificada ambición, en una clase de nivel intermedio o avanzado sin estar suficientemente formados. El ego nunca debería ser la fuerza impulsora detrás de nuestro nivel de práctica. La calidad del movimiento, la colocación y el control deben preceder al nivel técnico. Sólo cuando una persona posee una extraordinaria combinación de coordinación, precisión, control y movimiento fluido podemos considerar describir el trabajo como avanzado o decir que exhibe una técnica virtuosa. Y aún así, siempre habrá margen para mejorar.

También es importante entender desde qué parte del cuerpo se *inicia* el movimiento, cómo *dirigir* la energía que sostiene el movimiento, y cómo *solucionar* el movimiento. Con respecto al inicio de movimiento, en adultos normales, asintomáticos y sanos, el transverso abdominal debe activarse primero, para ayudar a estabilizar el tronco, antes de guiar el movimiento a través de las extremidades y finalizar el movimiento. Como acotación al margen, cuando la gente tiene dolor de espalda, la activación del transverso abdominal se retrasa. Por este motivo, la fisioterapia intenta en primer lugar ayudarles a recobrar la consciencia del transverso abdominal y su fuerza.

En nuestro propósito de mantener la tradición de Joseph Pilates, nuestro objetivo es crear un mínimo de esfuerzo con una máxima fluidez. En este caso, la palabra "mínimo" quiere significar *esfuerzo óptimo de ejecución*, ni más ni menos de lo necesario para crear el mejor equilibrio entre armonía e intensidad. Si volcamos demasiado esfuerzo o ejecutamos los ejercicios con exceso de energía, entonces la energía se coagula en los músculos, lo que los deja tiesos y tensos, y por lo tanto sofoca la fluidez del movimiento. Por el contrario, si la energía que empleamos es insuficiente, el movimiento se siente y se ve apático, y los beneficios funcionales disminuyen. La paradoja con la cual se debe lidiar es que *dando energía, obtenemos energía*. En la página 93 de su mismo artículo, Ahearn menciona el esfuerzo de la energía óptima en Pilates tradicional en donde "…los estudiantes deben aprender a regular su energía, a fin de lograr el control y la precisión sin un efecto inconexo".

Para poner de relieve otro aspecto del método tradicional, debemos mantener un buen equilibrio entre la conciencia interna y el enfoque externo. Debido a que el Pilates Clásico Puro es complejo, los practicantes tienden a centrar su atención y su energía hacia el interior, en un intento honesto de comprender la manera correcta de crear formas, mientras se generan combinaciones coordinadas de estabilidad y de movilidad. En este estado, las personas se vuelven innecesariamente introvertidas, en su intento de comprender cómo los diversos aspectos del movimiento se pueden combinar para lograr la exactitud de cada ejercicio. Sin embargo, cuando la atención de un estudiante está primordialmente orientada hacia el interior, no resulta posible articular adecuadamente las formas ni obtener la expresión total deseada, y estas son partes esenciales del método tradicional de Joseph Pilates.

Si gastamos demasiada energía mental en la comprensión de la técnica, nuestro trabajo puede llegar a ser demasiado interno y enfocarse excesivamente hacia el funcionamiento del cuerpo. Esto produce movimiento sin "presencia", sin conexión con los demás y disminuye la importante comunicación no-verbal entre los practicantes y los observadores en el estudio —las personas que pueden aprender mediante la observación de tu entrena-miento—. Ciertamente, es necesario entender la forma de ejecutar los ejercicios correctamente, pero es igualmente importante escuchar la voz del instructor, transferir las correcciones al movimiento y ver la comunicación no verbal presentada con una actitud agradable. Es preferible perseguir una adecuada intención mental, la cual complementa nuestro movimiento mientras coordinamos tanto la expresión facial como el enfoque visual.

¡Nunca debemos tratar de acumular u ocultar la energía positiva en los entrenamientos! Siempre es mejor irradiar energía positiva y compartir este espíritu edificante con otros estudiantes, con nuestros instructores... y con el mundo. Cuando un estudiante agrega armonía y expresividad a su movimiento, esto ocasiona una experiencia más completa y agradable. Se crea un ámbito común donde los estudiantes y el instructor pueden viajar juntos, apreciando el movimiento y al mismo tiempo obteniendo un buen entrenamiento, mientras que también se crea un arte atlético. A un nivel básico, una actitud positiva hace que el trabajo resulte más agradable y gratificante; posteriormente, se invoca un componente central de la tradición que Joseph y Clara Pilates desarrollaron a lo largo de sus vidas y que tan generosamente nos legaron.

Para concluir y a modo de resumen, el Pilates Clásico Puro requiere de cuatro condiciones necesarias, aunque no suficientes, que son: (1) posición de la espalda-plana en posición supina; (2) rotación femoral externa (cadera/muslo); (3) respiración calmada y tranquila; (4) fluidez de movimiento. Joseph Pilates entendía que la combinación de estas cuatro condiciones con las cualidades únicas de cada individuo, nuestros movimientos cotidianos y los esfuerzos atléticos reflejarían la fuerza práctica, la flexibilidad, la equilibrada habilidad muscular, la agilidad mental, y la vitalidad enérgica que su método tradicional ofrece.

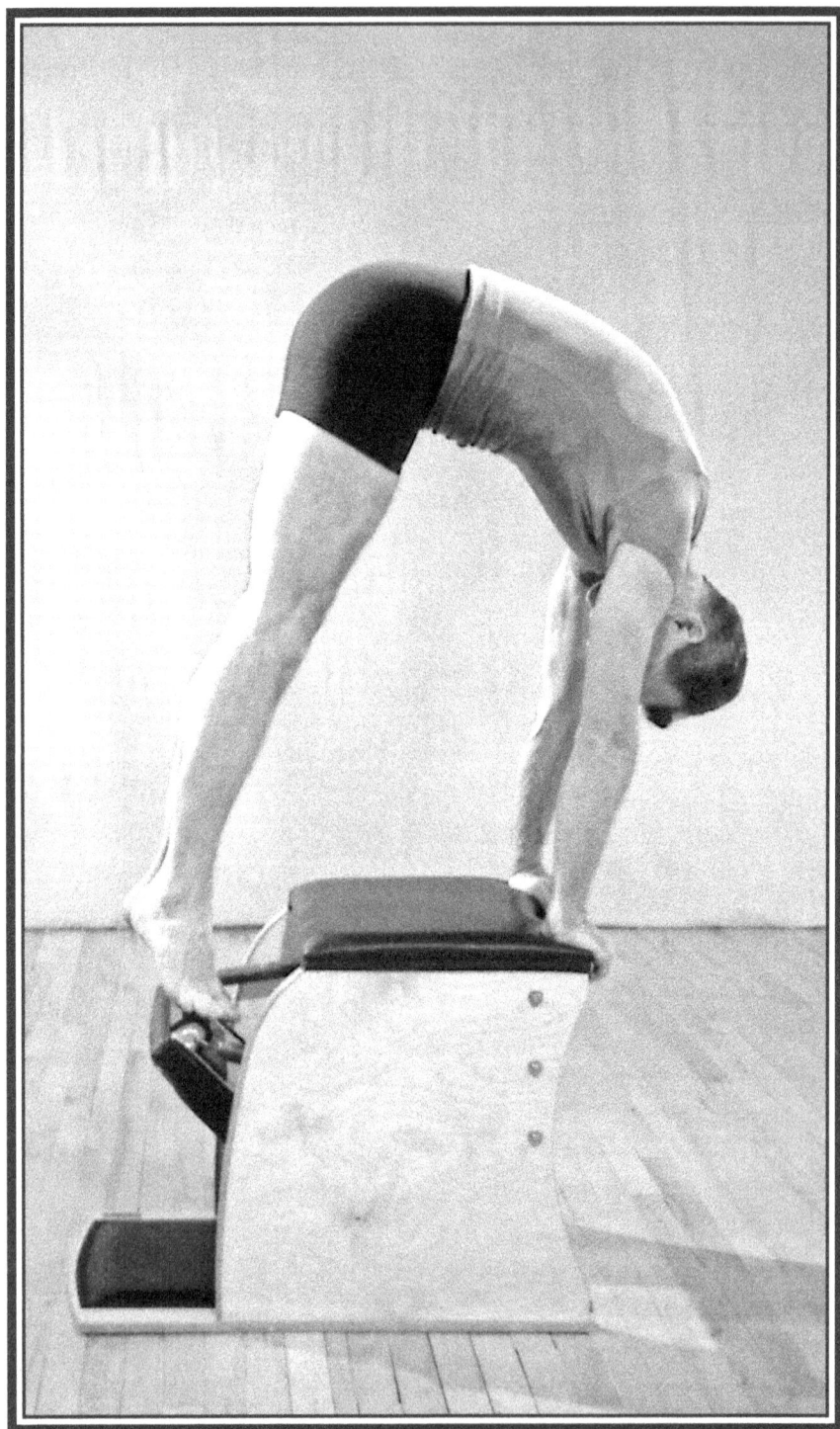

Capítulo 5

El Cuerpo y La Mente

Capítulo Cinco

El sistema tradicional desarrollado por Joseph Pilates es una forma de ejercicio, tanto para el cuerpo como para la mente. Como psicólogo, me ha resultado natural y al mismo tiempo fascinante, considerar cómo las dos disciplinas pueden solaparse. He desarrollado una herramienta muy simple de auto-reflexión, a la que llamo *Metáforas para La Vida*, y que está basada en las 7 Cs del Pilates Clásico Puro. Este capítulo comienza con una breve descripción de las *Metáforas para La Vida* y con una invitación a los lectores para que consideren su uso durante la práctica del sistema tradicional de Pilates.

Aprendizaje Vital y El Método Tradicional:
Metáforas para La Vida

Debido a que el trabajo de Pilates Clásico Puro es natural-mente energético e inteligente, su práctica continuada a menudo proporciona al estudiante una experiencia de crecimiento emocional y una renovada coordinación entre la mente, el cuerpo y el espíritu. Llevemos, brevemente, los beneficios de Pilates Clásico Puro a otro nivel.

El concepto de *Metáforas para La Vida* se basa en los principios del método tradicional, las 7 Cs del Pilates Clásico Puro, tal y como se describieron en el Capítulo 2: Centralización, Concentración, Control, Corrección, Centro de Fuerza, Acondicionamiento Cardiovascular y Cadencia. Al aplicar estos principios a nuestras vidas, tenemos el potencial de ahondar en la comprensión de nuestro ser. Yo recomiendo que se reflexione periódicamente sobre la experiencia sentida durante el entrenamiento y que se reflexione acerca de cómo estos principios pueden tener un significado metafórico sobre nuestras vidas.

El propósito de esta herramienta de auto-reflexión llamada *Metáforas para La Vida*, es el de aumentar la comprensión de uno mismo, a través del método Pilates tradicional. De una forma modesta, comience haciéndose las siguientes preguntas en relación con su trabajo en el método tradicional y después podrá ir creando más preguntas por su cuenta:

1. ¿Estoy aplicando el principio de *Centralización* en mis acciones diarias de manera análoga a como consigo centralizar durante un entrenamiento?

2. ¿Enfoco mi atención en el trabajo diario y en mis interacciones, de manera que refleje la forma en que utilizo la *Concentración* en mis clases?

3. ¿Estoy desarrollando aspectos de *Control* mental y físico en mi vida, de manera similar a como lo hago cuando aprendo Pilates Clásico Puro?

4. ¿De qué manera puedo demostrar la *Corrección* (precisión) en mis acciones, mi modo de hablar y de escribir, en relación a como lo hago con el movimiento físico en Pilates?

5. ¿Estoy desarrollando cada vez mayor *Fuerza Central* emocional en mi vida, de la misma manera que lo hago en mi entrenamiento?

6. ¿Cómo puedo sentir la experiencia de la *Cadencia* (movimiento fluido) en relación con el trabajo, el amor, la amistad y el tratamiento de los problemas cotidianos?

7. ¿Estoy aplicando el *Acondicionamiento Cardiovascular* que obtengo con el entrenamiento de Pilates en mi vida, en cuanto a la medida de resistencia y fuerza emocional, para lograr mis metas a corto y a largo plazo?

Este ejercicio de las Metáforas para La Vida es un simple dispositivo de reflexión, que interconecta los principios del Pilates Clásico Puro con nuestra vida cotidiana. Para practicarlo por su cuenta, usted mismo puede considerar el significado metafórico de los principios de Pilates Clásico Puro en su vida y desarrollar su propio plan para sustentar los actuales cambios y el establecimiento de nuevas metas para el crecimiento y el avance dentro de una vida constructiva.

Pilates Clásico Puro y Psicología:
Semejanzas y Diferencias

El Pilates Clásico Puro y la psicoterapia comparten un mismo propósito: el de ayudar a las personas a aumentar sus conocimientos y mejorar el funcionamiento en la vida cotidiana. Instructores tradicionales de Pilates y psicólogos son —todos ellos— profesionales del cuidado de la salud y profesores porque, a niveles más profundos, ambos guían a sus estudiantes hacia el crecimiento intelectual, emocional, físico y espiritual. Fíjese en la utilización del término "estudiante" (en lugar de "cliente" o "paciente") para las personas que se tratan con psicoterapia. Está escogido a propósito, pues, en mi opinión, los psicólogos son esencialmente maestros y la actividad de la psicoterapia es, principalmente, de naturaleza educativa.

Los instructores tradicionales y los psicólogos se dan cuenta de que el crecimiento real no se limita sólo a lo físico o a lo psicológico. Y el cambio en un área conduce, a menudo, al cambio en la otra. De manera similar a la labor que ejercen los psicólogos, los instructores tradicionales "viajan" con sus alumnos —en corto a largo plazo— para ayudarles a superar sus obstáculos psicológicos y conseguir un mejor logro total en el camino hacia convertirse en seres humanos más completos. Es un hecho que algunos obstáculos no son físicos, sino más bien emocionales, haciendo así más patente el porqué un profesor tradicional puede, también, contribuir a los avances psicológicos.

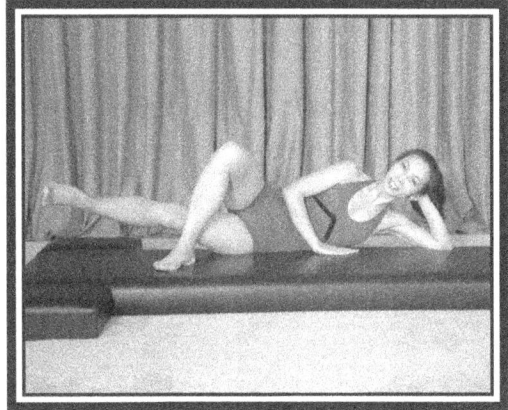

En contraste con la actividad explícita de los psicólogos, los instructores tradicionales implícitamente trabajan en ayudar a mejorar la capacidad de los estudiantes para: (1) enfrentar de manera constructiva los problemas cotidianos; (2) desarrollar visión y resiliencia para disminuir el conflicto interno; (3) ser emocionalmente más equilibrado y responsivo; (4) obtener más recursos y vitalidad. La técnica tradicional de Joseph Pilates, sin embargo, puede ofrecer un nivel adicional de conexión entre mente y cuerpo, debido a su enfoque en la auto-evaluación *experiencial*, con la que los estudiantes desarrollan habilidades cada vez más complejas a nivel mental, emocional y físico, para lograr ejecutar movimientos, cada vez más desafiantes. Al igual que ocurre con los profesionales sanitarios, los instructores tradicionales y los psicólogos establecen un buen ejemplo moral, ya que imparten valores basados en su forma de expresión, la cual no es necesariamente realizada por medio de la revelación de datos personales, sino sólo con el ejemplo. En realidad, cuando profesionales del cuidado de la salud transmiten información irrelevante o inadecuada, esto puede obstaculizar el progreso, ya que cabe la posibilidad de que se malinterprete la relación y se reduzcan los importantes y necesarios límites para el crecimiento y la transformación del estudiante. La divulgación de información irrelevante o demasiado privada por parte del instructor puede ser inadecuada y contraproducente, a pesar de lo cual, en ocasiones, el instructor llega a compartir información que es relevante y profunda, y puede realmente forjar una relación positiva para facilitar al estudiante una más profunda comprensión y ayudarle en su crecimiento. Para navegar cuidadosamente a través de las diferentes opciones de comunicación en relación al trabajo con cada alumno, podemos quedarnos con la obviedad que dijo Romana: "¡Use el sentido común!".

Como instructores tradicionales, orientamos y apoyamos los puntos fuertes y las aptitudes del estudiante. Algunos estudiantes pueden tener limitaciones físicas, o pueden tener un rango normal de problemas emocionales que son dignos de atención. Por ejemplo, tal vez el alumno sienta que le falta algo, que no va todo bien, o sienta que su vida está algo desequilibrada. Tal vez esa persona haya elegido una profesión que no le satisface, o tenga dificultades matrimoniales. Otro caso podría ser un estudiante que se sienta solo o incomprendido, como fruto de serios conflictos familiares. Otro estudiante podría estar experimentando depresión y ansiedad, por encontrarse en época de cambio, a raíz de un traslado, un nuevo puesto de trabajo o la muerte de un ser querido.

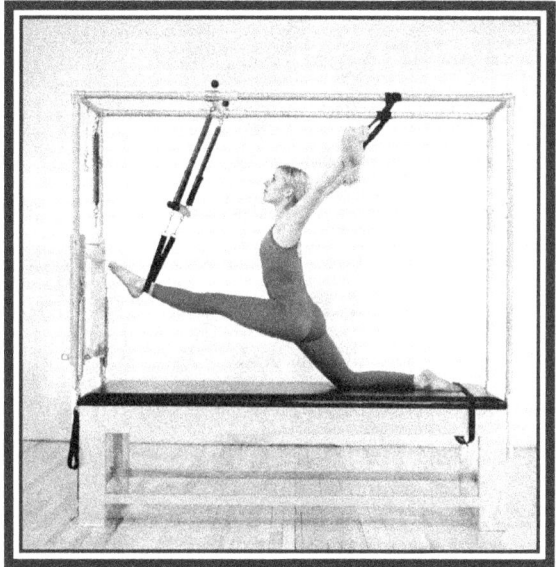

A pesar de que, frente a un instructor tradicional, el estudiante pueda no comunicar abiertamente sus cuestiones personales con el objetivo de obtener orientación directa —como lo haría en la psicoterapia convencional—, existe la sensación de que los instructores ayudan de manera indirecta a que los estudiantes trabajen sus problemas psicológicos, *dentro* del sistema de "ejercicio correctivo" pautado por Joseph Pilates. Con este fin, los instructores de Pilates Clásico Puro apoyan y "representan" los aspectos positivos de la psique de un estudiante. Ayudamos a mantener los recursos e impulsos saludables de cada estudiante, para que logre alcanzar habilidades de movimiento, desarrolle nuevas habilidades psicológicas y alcance una salud emocional global.

Del mismo modo, un psicólogo que practica la terapia conversacional "representa" los aspectos de salud, creatividad e ingenio de la personalidad de un cliente. Como Joseph Pilates dijo, "La aptitud física es el primer requisito para la felicidad". Su declaración recalca la importancia de disfrutar de salud física, para así poseer un relativo equilibrio emocional que conduzca hacia el crecimiento y la autorrealización.

Es evidente que, entre el Pilates Clásico Puro y la práctica de psicología, existen diferencias significativas. A diferencia de los psicólogos, a los profesores tradicionales no se les asigna la función de diagnosticar ni de tratar trastornos emocionales, la revelación de material inconsciente, la interpretación de los sueños, trabajar a través de bloqueos emocionales, ni el análisis de mecanismos defensivos o de transferencia. En la terapia conversacional, el objetivo explícito del paciente es *verbalizar* sus sentimientos, analizar los conflictos, así como aprender nuevos patrones de adaptación emocional responsiva y herramientas para gestionar mejor su vida.

Los instructores de Pilates Clásico Puro, por su parte, ayudan a los estudiantes a que *los sentimientos tomen forma física*. De esta manera, *los sentimientos se convierten en forma* mientras evolucionan de la intención mental a la forma física. Después, los sentimientos guían nuestra articulación y perfeccionamiento de las formas físicas. En el método tradicional de Pilates, ayudamos a que los estudiantes aprendan cómo la intención inicia el movimiento, cómo la intención lleva al movimiento, y cómo la intención resuelve el movimiento.

Merece la pena señalar que las dificultades emocionales se manifiestan también físicamente. Una mala postura puede, por ejemplo, reflejar un sentimiento de desesperación. Tener "debilidad de piernas" puede reflejar ansiedad o miedo. "No tener una base segura" sugiere incertidumbre. Sentir calor en el cuello connota ira. Hay también una relación recíproca entre los estados físicos y emocionales. Esto implica que mejorando la postura, la flexibilidad, la fuerza, la agilidad mental y la energía, también se puede mejorar el estado de ánimo.

Otra diferencia importante entre los instructores tradicionales y los psicólogos es que los profesores de Pilates interpretan la psique y el cuerpo *en movimiento*. Dado que *somos*, en gran medida, nuestro cuerpo, tanto la mente como las emociones se interpretan a través del movimiento. Hay una sensación de que toda emoción es "energía en movimiento". Aquí es donde el sistema tradicional de Joseph Pilates ofrece un nivel adicional a la conexión mente-cuerpo, si lo comparamos con la investigación psicológica formal. El sistema tradicional de Pilates consigue este nivel añadido porque, a fin de alcanzar progresivamente los movimientos difíciles, los estudiantes necesitan practicar la auto-evaluación *experiencial* y el entrenamiento de la mente simultáneamente con el del cuerpo.

A pesar de las significativas diferencias entre las dos disciplinas, y a efectos ilustrativos, existen paralelismos pertinentes que deben establecerse entre el Pilates Clásico Puro y la psicología. Ambas disciplinas, en diversos grados y dependiendo de las circunstancias, comparten las siguientes actividades y estructura:

- Papeles diferenciados entre profesor y alumno.

- Una relación que es a la vez profesional y personal.

- Reuniones programadas regularmente para generar regularidad.

- Un profesional que proporciona interpretaciones verbales que conducen al conocimiento, la comprensión y el crecimiento.

- Un profesional que, periódicamente, se identifica con los estudiantes para "normalizar" los conflictos internos y los obstáculos.

- Un profesional que ayuda a los estudiantes a desarrollar una mayor tolerancia a la frustración en diversas situaciones.

- Un profesional que ofrece sugerencias prácticas para que el estudiante tenga mayor capacidad de crecimiento, realización y equilibrio en la vida.

- Un profesional que apoya y motiva a los estudiantes cuando les falta inspiración o esperanza, o en los momentos en que las dudas socavan su progreso.

Los instructores tradicionales establecen una buena comunicación con los alumnos (*rapport*) y se sintonizan con ellos para interactuar con tendencias psicofisiológicas saludables o desadaptadas. Durante el curso de la enseñanza, y con simplemente observar el movimiento de los estudiantes, es posible detectar numerosas predisposiciones inconscientes y rasgos de personalidad. La razón de esto es que el movimiento es algo elemental e instintivo. El instructor obtiene mucha información psicológica y emocional de manera intuitiva, sin recurrir a que el estudiante le comunique verbalmente sus sentimientos u opiniones.

Después de observar, durante el curso de varias sesiones, distintos aspectos de la interacción entre la mente y el cuerpo *en movimiento* del estudiante, los profesores tradicionales pueden explorar las incertidumbres, proporcionar una apropiada retroalimentación constructiva, desarrollar opciones para alcanzar los objetivos, y facilitar a los estudiantes el trabajo mediante la resiliencia psicofisiológica. Da la sensación de que los instructores tradicionales trabajan *implícitamente* como un terapeuta por medio del Pilates Clásico Puro. Como instructores, el enfoque del aprendizaje y del tratamiento incluye la mente y el cuerpo; sin embargo, el objetivo gira entorno a las habilidades físicas que se originan desde el control mental, la emoción y la imaginación.

Tendencias Psicológicas de Defensa que se Reflejan en Pilates

Las defensas psicológicas existen por una razón: son útiles y cumplen funciones importantes para el individuo y la sociedad. Como definición básica, las defensas psicológicas son una protección frente a las perturbaciones internas, el conflicto o el dolor emocional (aunque a veces el dolor nos pueda enseñar algo y esquivarlo nos impida aprender lecciones importantes de la vida). Sin embargo, emplear estas defensas de manera repetitiva o continuada —como protección ante los impulsos y sentimientos inquietantes— puede pasarnos factura, ya que socavará nuestra preciosa energía y generará síntomas problemáticos, como el cansancio,

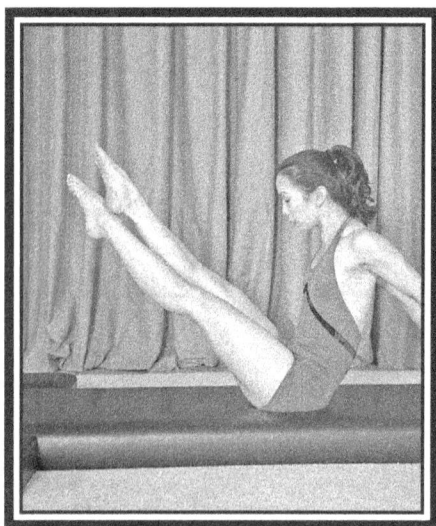

el agotamiento, la depresión, la irritabilidad, la ansiedad, la compulsión y la ira.

Durante su extensa carrera como psicoanalista, la eminente escritora y educadora, la Dra. Karen Horney (pronunciado Jorn-ai), destacó tres tendencias de defensa principales, que surgen como respuesta a la "ansiedad básica" inconsciente de sentirse indefenso y estar solo en un mundo potencialmente peligroso y hostil. La primera defensa consiste en *moverse hacia las personas*, la segunda es *moverse contra las personas*, y la tercera es de *alejarse de las personas*. Estas tres tendencias conviven en diversos grados, pero cada individuo, en función de su disposición y experiencia, tiende a favorecer más un estilo que otro. Es importante comprender los mecanismos de defensa de la mente antes de pretender comprender cómo estos mecanismos pueden manifestarse en los estudiantes, en el contexto de la enseñanza del Pilates Clásico Puro.

La Solución Complaciente

"Moviéndose hacia las personas" se caracteriza por la impotencia y la necesidad. Algunas personas son cariñosas, cálidas y afectuosas. Otras pueden asumir el papel de mártir. La gente en esta categoría suele auto-anularse y ceder el control y la autoridad a otros. Este tipo de personas creen en el poder del amor y la necesidad de ser generosos y altruistas. Debido a sus sentimientos de dependencia, estas personas tienden a mostrar una dosis insalubre de humildad. Tenderán a ser apacibles y poco asertivas, incluso podrían tratar de pasar desapercibidas y no causar ningún tipo de impresión. Algunas podrían, en su papel de mártir, ser más manipuladoras o controladoras. Estas personas tienen, como Horney escribió: "... una marcada necesidad de afecto y aprobación y una necesidad especial de tener una 'pareja' — es decir: un amigo, amante, marido o esposa—, que cumpla y llene todas las expectativas de la vida y asuma la responsabilidad de todo bien y mal, convirtiendo así su exitosa manipulación en su tarea primordial"(extracto de *Our Inner Conflicts*, pág. 50).

La Solución Expansiva

"Moverse contra las personas" se caracteriza a menudo por una hostilidad interna y una gran necesidad de control. El tipo expansivo tiende a mostrar gran determinación en sus quehaceres, ya se trate de su carrera profesional, de pasatiempos e incluso de su relajación. Estas personas sienten la necesidad de sobresalir y de ser reconocidas. Como tales, se rodean de personas de las que puedan recibir afirmación. Tienden a ser cautelosas y a estar alerta, siempre planificando y mirando hacia el futuro y con el radar activo para detectar posibles rivales. A menudo presentan una fachada fría y sin emociones, ya que intentan evitar cualquier complicación que pueda interferir con su esfuerzo competitivo para adquirir logro y éxito. Estas personas tienden a creer que son fuertes, honestas, realistas y superiores a los demás. Con el tiempo, va disminuyendo su capacidad de obtener una genuina amistad, amor, empatía y afecto. Las personas que hacen hincapié en las soluciones expansivas para lidiar con la ansiedad básica ven a otras personas como un simple medio para alcanzar un fin.

La Solución del Aislamiento

"Alejarse de las personas" se caracteriza por una exagerada necesidad de privacidad y libertad. Este resignado tipo utiliza el aislamiento y la distancia física y emocional como manera de protección. Este tipo de persona solitaria probablemente evitará obligaciones y relaciones a largo plazo y será especialmente cuidadosa de las expectativas emocionales que resultan de tales enredos. Las personas de este patrón también puede creer que el tiempo excesivo en reclusión alimenta su creatividad o ingenio. Existe una exagerada necesidad de independencia, autosuficiencia y autenticidad. Aún más, estas personas a menudo se consideran moralmente superiores a los demás.

Tendencias Defensivas en relación con la enseñanza del Pilates Clásico Puro

Hay un número infinito de sutiles variaciones de tendencias de defensa dentro de cada persona, por lo que sólo voy a mencionar algunos ejemplos puntuales de cómo pueden expresarse en el contexto del Pilates.

- Un estudiante que tiende a la excesiva dependencia puede abdicar el control y hacer la siguiente premisa: Usted como instructor debe darme un buen entrenamiento. Es su obligación motivarme para que yo pueda seguir adelante. Cuide de mí y atienda mis necesidades para que pueda mantenerme en forma.

- En contraste, un estudiante que avanza hacia el aislamiento puede suponer: Mi cuerpo es una máquina biomecánica y voy a conseguir los mejores resultados si la emoción no se entremezcla. Voy a intentar lo que mi profesor dice, pero voy a mantener mi libertad de elegir lo contrario.

- Y un estudiante activamente agresivo, que siempre inicia el movimiento con el ataque y demasiada fuerza puede pensar así: Tengo que conquistar este entrenamiento y dominar cada ejercicio para sentir que he logrado algo bueno. Debo dominarlo, o él me dominará a mí. Estoy frustrado, enojado aún y voy a canalizar mi agresividad en el entrenamiento. Debo ser bueno en todo lo que haga.

Lazos entre la Psicología y el Pilates Clásico Puro

Tal vez no sea una coincidencia que el Reformer Universal o el *Mat* de Pilates requieran que los estudiantes se acuesten, al igual que sucede con el diván de un psicoanalista. En la disciplina de la psicología, recostarse o ponerse en posición horizontal simplemente permite a los clientes que se escuchen a sí mismos sin distracciones, que se relajen, que puedan viajar a través del pasado y que asocien libremente sus pensamientos e ideas. Análogamente, en Pilates Clásico Puro, los alumnos suelen comenzar en la posición supina de espalda-plana para que puedan enfocar su atención hacia dentro, para escuchar y conectarse con sus cuerpos, y conectar con los músculos necesarios.

En la posición de espalda-plana en supino, no tenemos una fuerza de gravedad localizada, que tire del peso de la cabeza y el torso hacia las articulaciones de las caderas, rodillas, tobillos y los pies, como sucede en la posición vertical. En la posición horizontal, el suelo nos devuelve información táctil, y se tiene la oportunidad de practicar la colocación, la alineación y la articulación muscular con la fuerza gravitacional distribuida de manera más equitativa a lo largo de todo nuestro cuerpo.

La posición supina de espalda-plana hace también que el estudiante reciba importantes datos táctiles provenientes del Reformer, la Colchoneta, el *Cadillac* o los Barriles, que sirven de apoyo para la espalda y, en algunos casos, para el cuerpo entero. La posición supina alienta a la regresión psicológica, que en realidad puede facilitar el crecimiento psicológico y la progresión. Los psicoanalistas llaman a este proceso "regresión activa al servicio del ego" (ARISE, del inglés *active regression in service of the ego*). Es probable que Joseph Pilates tuviera la intención de que el practicante cuidase su alineación, ubicación, longitud, intensidad energética y la estabilización muscular en un estado emocional ligeramente regresivo —y con concentración mental—, con el fin de prepararnos para el aprendizaje de su complejo sistema. En el método tradicional, la complejidad aumenta rápidamente a medida que avanzamos desde la posición supina de espalda-plana a posiciones sentadas, de rodillas y de pie, cada vez con un vocabulario de movimiento más extenso.

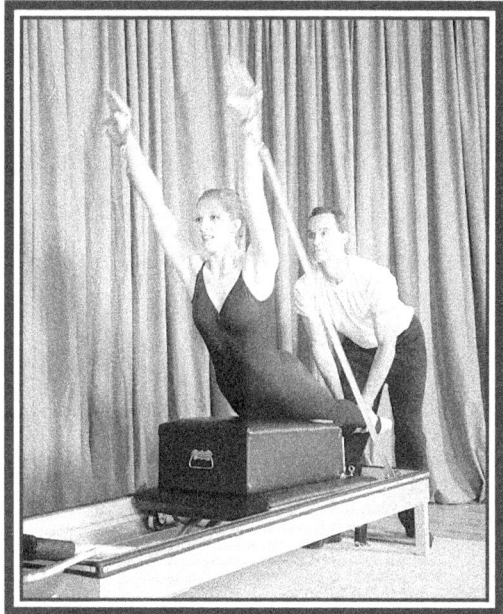

Cuando un instructor tradicional observa que el cuerpo en movimiento del alumno transmite ciertas emociones (por ejemplo: decepción, ansiedad, ira o depresión), puede resultar adecuado sugerir maneras de trabajar a través de estos sentimientos. En otros casos, los estudiantes pueden mostrar indicios de frustración, que se muestran de manera inconsciente en forma de auto-crítica. Los estudiantes pueden venir buscando ayuda para actualizar su sentido de identidad. En este caso, si la persona siente un impulso interior de transformar las cualidades o atributos hacia un estado idealizado, podemos, poco a poco, re-enfocar estas aspiraciones irrealistas hacia la auto-aceptación. Estos estudiantes, con nuestro acompañamiento, pueden cambiar su trabajo, dejar de dirigirse hacia resultados improductivos y empezar a apreciar el proceso y el camino hacia la curación.

De nuevo, nuestro trabajo como instructores tradicionales a menudo incluye ayudar a los estudiantes a sentir la experiencia de su verdadero ser, ayudándoles a trabajar con tendencias constructivas hacia el crecimiento y la realización de sí mismos. Durante este proceso, puede ser que los estudiantes tengan que trabajar a través de su propia autocrítica, e incluso la vergüenza. Tanto los psicólogos como los instructores tradicionalistas evalúan de qué manera y hasta qué grado los estudiantes se basan en formas imaginarias e irreales de percibirse a sí mismos. Cuanto más se identifique un estudiante con un ego y un orgullo exagerados, más motivación tendrá para reprimir las preocupaciones inconscientes, permaneciendo así en un mundo de fantasía emocionalmente castrante. Las actitudes y percepciones que contienen creencias irracionales o defectuosas se encuentran fuertemente arraigadas en la persona, ya que se generaron hace mucho tiempo, durante la primera infancia y la primera edad adulta. Se desarrollan bajo la presión de la ansiedad básica y se utilizan estratégicamente para hacer frente a la discordancia.

Otro de los objetivos compartidos entre instructores tradicionales y psicólogos es ayudar a los estudiantes a hacerse conscientes de los bloqueos internos que puedan estar interfiriendo con su crecimiento y su realización. Con el tiempo, es posible que los estudiantes adquieran el conocimiento de cómo sus creencias equivocadas pueden impedir el estado general de salud y bienestar.

Como instructores, comenzamos a trabajar con los estudiantes desde "el exterior", y a continuación nos movemos "hacia el interior", ya que debemos concentrarnos en el consciente antes de intentar abordar el subconsciente.

Las personas demuestran a menudo un cierto grado de conciencia acerca de sus conflictos emocionales. Por ejemplo, algunos estudiantes no se sienten bien consigo mismos a consecuencia de una inadecuada condición física o de un enfoque mental inapropiado; como resultado, se sienten descoordinados o como si no pudieran ejecutar determinados ejercicios. A medida que el instructor tradicionalista va conociendo a un estudiante en particular y estableciendo con

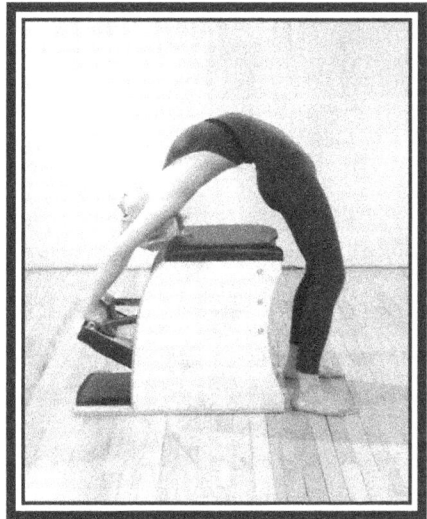

él un buen *rapport* de trabajo, aquél introducirá gradualmente combinaciones de estabilidad e inestabilidad apropiadas al momento de aprendizaje, que ayuden al crecimiento del alumno, tanto en su aspecto físico como emocional.

A veces, los estudiantes buscan un instructor tradicional o un psicólogo cuando se encuentran psicológicamente apagados. Algunas personas tienen lesiones físicas o emocionales y, como resultado, pueden experimentar corrientes subyacentes de autocrítica, e incluso de fracaso. Desde un principio, tenemos que tener presente que su orgullo está herido y le duele. Pero, a pesar de ello, debemos mantenernos firmemente en la estructura y la definición de nuestro papel profesional. De esta manera, los instructores tradicionales y los psicólogos ayudan a los estudiantes para que puedan trabajar en la creación de un profundo y constructivo cambio personal, mientras superan los sentimientos perturbados, conflictos o tendencias de carácter problemático.

A medida que ayudamos a nuestros estudiantes a aumentar su auto-conciencia, ellos comienzan a procesar sus conflictos y áreas de lucha interna, lo que después les ayuda a encontrar soluciones. Tan sólo así resultará posible que desarrollen mayores niveles de organización emocional-conceptual, en un sano equilibrio de la individualidad. A veces, cuando un estudiante está experimentando perturbación interna, existe una mayor motivación para el cambio constructivo de comportamiento de sus actitudes problemáticas. Esto es así porque a menudo se encuentra más abierto y más capaz de reducir los conflictos y trabajar hacia la mejora.

Cuando los alumnos acuden a su primera sesión de psicoterapia o a su primera clase de Pilates Clásico Puro, en ocasiones buscan un alivio inmediato del dolor que sienten, o una solución a una situación insostenible. Tanto los psicólogos como los instructores, sin embargo, ayudan a los estudiantes a reclamarse a sí mismos de una manera más amplia, más general. A pesar de que, como profesionales, atendemos a problemas específicos, también reconocemos los atributos positivos de nuestros estudiantes, sus capacidades inherentes y la resistencia natural, a pesar de todas las dificultades. Naturalmente, nosotros reforzamos estos puntos fuertes, mientras que atendemos a las preocupaciones específicas y contextuales inmediatas. Joseph Pilates se atenía directamente a esta medida en su estudio de Nueva York. Cuando enseñaba a sus estudiantes, lo primero que hacía era recalcar las aptitudes físicas saludables del individuo para fortalecer el cuerpo en general, al tiempo que protegía la parte perjudicada o lesionada del cuerpo para evitar un empeoramiento de los síntomas. Más adelante, y conforme a lo apropiado para cada etapa, Joseph Pilates prestaba atención al tratamiento de la lesión en particular, o a la limitación física de la persona.

Debido a que la mayor parte de la gente tiene sensaciones de auto-crítica, uno de nuestros papeles importantes es el de ayudar a los estudiantes a poner en práctica la auto-compasión, el aprecio y el amor. A fin de que surja más auto-compasión, es necesario que la persona se torne consciente de los sentimientos que le perturban o le causan dolor. Con respecto al método Pilates Clásico Puro, los sentimientos obsesivos se ven en ocasiones vinculados a los movimientos compulsivos, independientemente de si se muestran de manera sutil o evidente. Los estudiantes pueden ir aprendiendo, de manera paulatina, en qué medida su comportamiento está *regido* por compulsiones inconscientes para calmar la ansiedad básica; de qué modo nos sentimos obligados a "estar a la altura" de expectativas irreales asociadas con nuestro yo idealizado, o cómo elaboramos estrategias para evitar la dolorosa realidad del rechazo. Ya sea de forma explícita en la oficina del psicólogo, o implícitamente en el estudio de Pilates Clásico Puro, ayudar a los estudiantes a que tomen conciencia de los sentimientos inconscientes compulsivos es una tarea útil, con resultados beneficiosos. Para abordar esta cuestión, George Wienberg escribe:

> A menudo, nuestro objetivo debe ser ayudar a los pacientes a convertir metas situacionales, que ellos mismos nos presentan, en metas personales. El éxito no debe equipararse con la comodidad material ni con la celebridad. El paciente puede seguir cualquiera que sea la ventaja mundana que le agrade, pero en última instancia, lo que le aportará es humano, es una afección personal y debemos pensar en términos personales. Un hombre joven, no muy brillante, dice que quiere ser congresista. "¿Qué es lo que eso te proporcionaría?" "Sería rico y famoso". "¿Y después qué?" "Cambiaría las leyes y daría a los grupos minoritarios una oportunidad, y de esa manera ellos me adorarían y me apreciarían" (*The Heart of Psychotherapy,* pág. 114).

Como profesionales, ayudamos a los estudiantes a entender que algunos objetivos pueden ser poco razonables —o razonables según de la situación—, pero que son las estrategias inconscientes las que logran determinados objetivos que conforman las fuentes de conflicto interno. Weinberg dice, "...debemos pensar en términos de objetivos orgánicos, los de carne y hueso. Ellos indican un camino más corto y más seguro hacia la satisfacción personal que el que aquella persona tiene en mente"(pág. 114). Hágase notar que el comentario de Weinberg describe "objetivos orgánicos" en relación con los "de carne y hueso". Su apunte ilustra la íntima conexión entre nuestro cuerpo y nuestras emociones.

Los instructores tradicionales y los psicólogos deben dar a los estudiantes espacio para expresarse, ya sea emocional o físicamente. Permitir a los estudiantes tener más espacio, sin interpretación ni corrección, les coloca en mejor posición para experimentar autocompasión. De este modo podrán reconocer mejor sus aptitudes positivas y sus fortalezas. Este enfoque permite a los estudiantes tener "oportunidades" psicológicas para, poco a poco, tomar perspectiva y seguir adelante en el camino hacia la curación, el cambio y el crecimiento positivo. Los instructores deben ser conscientes de su profunda influencia y, sin embargo, evitar pisar fuera del marco de sus atribuciones. Un solo comentario o corrección puede tener un efecto duradero y recurrente en la vida de un estudiante, parecido a lo que sucede al lanzar una piedra en la quietud de un lago en medio de las montañas: muchas ondas de distintos significados se amplían dentro de la mente consciente e inconsciente de los estudiantes, así como dentro de su cuerpo. Tanto los psicólogos como los instructores tradicionales deben evitar ser atrapados en los dramas internos inconscientes de la vida de los alumnos. Debido a que las complicaciones psicológicas y motivaciones de los estudiantes son increíblemente complejas, es aconsejable respetar debidamente las normas éticas de una relación laboral. Se debe equilibrar la perspectiva con la compasión. Así lo describe Weinberg:

> En última instancia, no puede haber reemplazo para demostrar que nos son importantes. No sólo el paciente es precioso, sino que lo es cada ser humano, cada centro de la conciencia humana, todos son indispensables. No hay nada condicional sobre la importancia de nuestro paciente. Expresamos continuamente: 'Usted es la figura central. Su viaje, que comenzó incluso antes de que tuviera la capacidad de reflexionar sobre él, es magnífico. No importa de dónde usted provenga. En el caos, usted hizo millones de decisiones, aprendió, interpretó la vida como la vio, fomentando de la mejor manera posible ese singular ser consciente que es usted. Puede que usted se desviara, estuviera solo o se derrotara a sí mismo. O trabajó sin razón en la relación equivocada, hasta casi sepultarse vivo. Sin embargo, sus aspiraciones, como su corazón, seguían latiendo en algún lugar. Cada etapa de este viaje fue precioso y yo, eso, lo admiro' (*The Heart of Psychotherapy*, pág. 126).

Nuestro trabajo como instructores tradicionales se centra en ayudar a los estudiantes con sus fortalezas y sus esfuerzos hacia una mejor salud. Sin embargo, la labor de mantener y mejorar el bienestar puede ser periódicamente decepcionante. Durante el curso de la instrucción, algunos de los síntomas emocionales o físicos comienzan a desaparecer, mientras que otros salen a relucir. En la opinión de Karen Horney, algunos aspectos de la técnica se desarrollan en relación con —y pueden ser la fuente de— una nueva comprensión y evolución del individuo. Tanto la técnica psicoterapéutica como la instrucción del método Pilates tradicional evolucionan de las fluctuaciones en el tipo y grado de dificultad emocional de una persona y su estructura psicológica.

De manera paralela, cuando Romana enseñaba a un alumno en particular —un cuerpo en concreto—, a veces decía: "El método está justamente frente a ti", para expresar que podemos discernir una comprensión más profunda del método tradicional de Joseph Pilates *desde la singularidad de cada individuo*. De esa manera, se deja entrever que los instructores aumentan sus propios conocimientos del sistema tradicional de Joseph Pilates mediante el procesamiento de las distintivas características físicas, emocionales y mentales de un individuo.

Otro de los objetivos, tanto de los instructores tradicionales como de los psicólogos, es el de ayudar a nuestros estudiantes a desarrollar una mayor libertad interior para abrir "puertas" inconscientes y descubrir diversos aspectos de sí mismos, que les acerquen al auto-conocimiento. En el caso de la psicoterapia, este proceso tiene lugar a través de la comunicación oral de los sentimientos y el examen de los patrones de respuesta emocional o conductual. En el caso del Pilates tradicional, este proceso ocurre a través de la *fisicalización* de sentimientos y su conversión en forma. Como resultado, ambas disciplinas ayudan a los estudiantes a obtener más paciencia, ser más tolerantes y a apreciar el viaje de su vida. Es menos importante para nosotros saber exactamente qué hay detrás de esas puertas, de lo que es para los estudiantes el simple hecho de desarrollar su propia tendencia natural hacia la auto-reflexión, el crecimiento y su realización.

El Estudio de Pilates Clásico Puro: Un Laboratorio Interpersonal de Aprendizaje

En vista de las predisposiciones psicológicas y del historial de movimiento de cada estudiante, alumnos y profesores de Pilates Clásico Puro se encuentran en un laboratorio de influencias interpersonales e históricas. La combinación de estos factores puede crear un terreno fértil para una positiva transformación. Nuestra tarea de colaboración como instructores y estudiantes es la de trabajar dentro de los valores y los parámetros del método tradicional de Joseph Pilates, mientras crecemos y evolucionamos juntos.

Los instructores tradicionales llevan dentro de sí ciertas predisposiciones, experiencias de la vida, tendencias de personalidad y una historia de ejercicio. A pesar de que tenemos una amplia formación y experiencia en Pilates Clásico Puro, periódicamente, al enseñar a estudiantes con problemas específicos, encontramos incógnitas y áreas de incertidumbre. Cada lección es una nueva exploración que nos permite comprender a nuestros estudiantes más a fondo, accediendo a nueva información y conocimientos. Esto es lo que hace que nuestro trabajo siempre resulte interesante.

Sin embargo, el instructor siente en ocasiones incertidumbre, que puede desencadenar en ansiedad. En estas situaciones, puede serle útil observar e interiorizar las sensaciones personales y recuerdos del cuerpo mientras da la clase, a fin de poder comprender a los estudiantes más a fondo y seguir prestando el más efectivo servicio educativo.

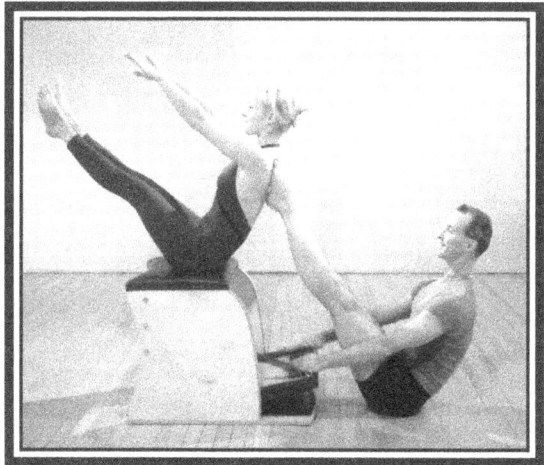

De vez en cuando, el instructor experimentará respuestas físicas internas acerca de un estudiante, aunque apenas le resulten perceptibles. Estas experiencias con base en el cuerpo pueden ser una fuente importante de información de la que extraer una comprensión más profunda sobre el alumno. Durante una lección, por ejemplo, si el profesor se siente tenso o ansioso, es posible que esta emoción en particular haya sido emanada del estudiante, quizá de manera inconsciente. La emoción, aunque no sea intencional, es comunicada y después recibida por el instructor. El cuerpo del instructor es un instrumento de comunicación no verbal y, en efecto, los docentes pueden confiar en la sensación y el tacto para comprender los aspectos del inconsciente psicodinámico de un estudiante antes de que el estudiante o el instructor formulen conscientemente dicha comunicación.

Además de la comunicación corporal derivada del estudiante, los instructores tradicionales tienen sus propias experiencias de memoria sensitiva, que surgen independientemente de la comunicación no verbal de los estudiantes. Por ejemplo, tal vez un profesor se siente cansado o aburrido durante las clases con un estudiante en particular. El instructor puede, inconscientemente, proyectar irritación o decepción hacia el estudiante cuando éste carece de suficiente energía, no porque el estudiante se quede corto, sino más bien como una defensa contra sus propios sentimientos conflictivos, provenientes de otra fuente. Dependiendo de la situación, esos sentimientos pueden ser reconocidos, contenidos o canalizados de manera constructiva y no comunicados durante la hora de la enseñanza.

De esta manera, los profesores pueden utilizar las incesantes sensaciones basadas en su cuerpo para hacerse conscientes y a continuación, comunicar la nueva y útil información al estudiante. Este enfoque educativo puede ser una fuente de conocimiento para el instructor, así como el mecanismo para ayudar al estudiante hacia la plenitud, el equilibrio, e incluso la transformación. Puede ser tranquilizador para los instructores el saber que nuestros cuerpos tienen un conocimiento tácito, que puede ser utilizado para ayudar a los estudiantes cuando nuestra percepción consciente es limitada.

Al poner más confianza en la sabiduría inconsciente de

nuestro cuerpo, que se basa en el conocimiento sensorial y sensual, los instructores tienen la oportunidad de ser informados por el organismo y de aprender a partir de acontecimientos intrapsíquicos. Después de comprender los orígenes de ciertos sentimientos, percepciones y conflictos, el instructor podrá disfrutar de mayor apertura y un sano funcionamiento adaptativo, resultado de una nueva forma de detectar los bloqueos o conflictos inconscientes. Entre los beneficios del acondicionamiento mental adquirido mediante el estudio de Pilates Clásico Puro se han mejorado:

• El nivel de energía general
• La auto-aceptación y la autoestima
• La concentración y la memoria
• El optimismo
• La capacidad de lidiar con el día a día
• Los patrones de sueño
• La capacidad para relajarse
• El crecimiento personal y la realización
• La satisfacción general con la propia imagen
• La participación social, las amistades
• El equilibrio emocional general

Comunicación no Verbal Implícita o Inconsciente

También puede ser educativo para los instructores tradicionales el interpretar los *significados implícitos* en el movimiento físico de un estudiante, aunque no hayan sido expresados verbalmente. En cada lección, se percibe que la subjetividad de un estudiante se esfuerza por comprender su propia naturaleza, su propia actividad y su propio propósito. Como resultado de la práctica de Pilates Clásico Puro, los estudiantes tienden a enfocarse hacia la creación de mayores y más complejas unidades de auto-comprensión, las cuales hacen que los bloqueos emocionales sean menos frecuentes y se reduzca la tensión psicofisiológica. Fenómenos psíquicos que antes resultaban incomprensibles se vuelven ahora consientes, adquiriendo coherencia, de manera que el estudiante se vuelve capaz de hacer un uso constructivo de aspectos de su ser y enfocarse hacia el crecimiento y la realización.

> **Formular la intención y la emoción en forma de acción física ayuda a la gente a convertirse en seres humanos más completos.**

Nuestra misión es formular *físicamente* la intención y la emoción en acciones —por medio de formas físicas específicas— para procesar y expresar nuestras emociones, convirtiéndonos durante el proceso en seres humanos más completos. Uno de nuestros papeles indirectos como instructores tradicionales es el de ayudar a los estudiantes a descifrar significados implícitos inconscientes que provienen de su interior, porque la comprensión de estos significados inconscientes ayuda a la libre articulación y a la autorrealización. Durante cada una de las sesiones de Pilates tradicional, el instructor presta atención a los diversos movimientos y gestos, en el intento de comprender e interpretar el estado emocional interno del alumno y cómo su psique dirige sus sentimientos hacia la toma de forma y los encauza hacia un Pilates Clásico Puro.

También consideramos la calidad de movimiento de los estudiantes cuando entran en el estudio: el grado de tensión o flacidez en el cuerpo, la alineación, la postura, el nivel de energía, el contacto visual, la gama de gestos de sus manos y sus brazos. Todas estas cualidades y movimientos transmiten información importante sobre el estado de ánimo del alumno, sus hábitos físicos, nivel de acondicionamiento, la posibilidad de un conflicto inconsciente, e incluso la estructura de su carácter. Los instructores consumados interpretan ávidamente la psique, basándose en los estilos expresivos de lo *físico* y en las idiosincrasias de cada persona. Protegidos tradicionales como Romana, Jay y Kathy son brillantes a la hora de comprender *quién* es cada individuo, con el simple hecho de observar cómo él/ella entran en el estudio.

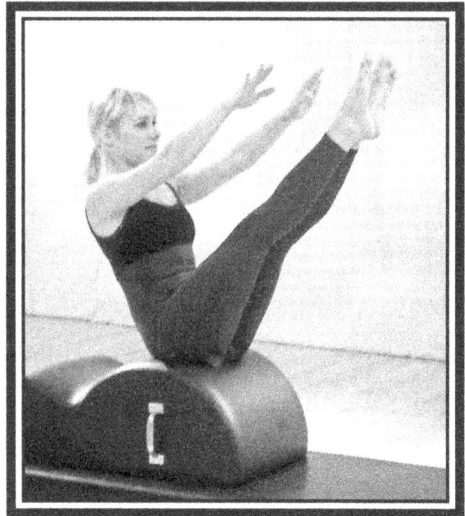

Los estudiantes transmiten sus conocimientos técnicos, su personalidad, sus conflictos y sus luchas *a través del movimiento;* los instructores de Pilates Clásico Puro pueden, de manera natural, "decodificar" tanto la comunicación consciente como la inconsciente. Por supuesto que los instructores no deben tratar de psicoanalizar a los estudiantes, ya que esto se excede de su tarea de enseñanza. Y sin embargo, mediante *lo que se muestra en el movimiento,* los instructores tradicionales sí que ayudan a que los estudiantes sean más hábiles a la hora de interpretarse a sí mismos. Esto incluye ayudar a los estudiantes a comprender las manifestaciones físicas de la mente, porque la influencia de la actividad mental en cualquier movimiento o síntoma físico resulta innegable. Hasta cierto punto, la emoción puede ser interpretada como la energía del cuerpo-mente puesta en acción.

Una vez más, no debemos tratar de convertir el Pilates Clásico Puro en psicoterapia. Sin embargo, sí podemos ayudar si consideramos que la memoria, la intención y la determinación están relacionados con cada movimiento específico, cada entrenamiento y cada conjunto de entrenamientos, a lo largo de un prolongado período de tiempo. Como estudiante, usted podría realizar ciertas comprobaciones periódicas consigo mismo, haciéndose observaciones o preguntas. Por ejemplo:

- "¿Qué sentía durante este movimiento?"

- "Mientras practicaba este ejercicio, me he acordado de cuando tenía 10 años y estaba nadando con mi familia en el mar. ¿Podría haber algún significado en este recuerdo?"

- "Este ejercicio me recordó a cuando jugaba al baloncesto en el instituto. ¿Cómo me siento acerca de estos recuerdos?"

- "Me he sentido agotado durante toda la sesión. ¿Podría haber alguna fuente emocional contribuyendo a mi cansancio?"

- "Estaba frustrado conmigo mismo por no ejecutar el ejercicio con el tempo correcto. ¿Qué emociones y recuerdos podrían estar interfiriendo con mi ritmo de ejecución?"

- "He soñado que estaba dando clase con mi instructor, y era una experiencia agradable. ¿Cuál puede ser el significado de este sueño?"

Estos son tan sólo algunos ejemplos. Yo animo a los estudiantes a hacer sus propias preguntas, utilizando sus propias palabras. La cuestión es explorar las relaciones entre las acciones físicas, los recuerdos, las intenciones y las emociones para crecer y aumentar la visión interna. Trabajando de esta manera, el estudiante aumenta su reserva de significados implícitos, y podrá extraer de ella significados e ideas importantes. El instructor aumenta así también el número de herramientas heurísticas de que dispone para entender y apoyar el esfuerzo del estudiante hacia la salud y el bienestar.

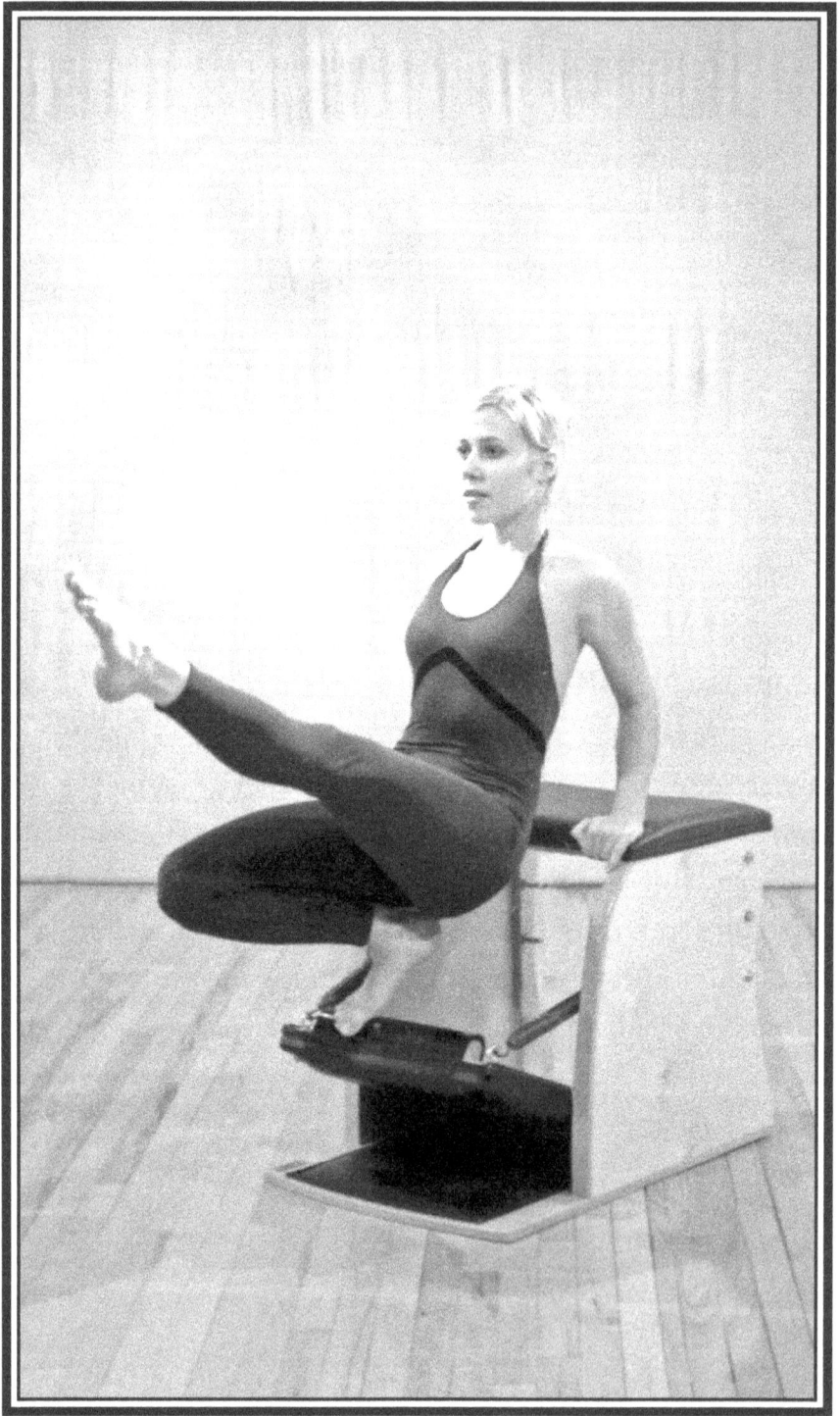

Capítulo 6

Obstáculos en la Experiencia Clásica Pura:

Empresas Pequeñas, Empresas Grandes y Alteraciones de la Tradición

Capítulo Seis

La alteración del Pilates Clásico Puro conlleva, inevitablemente, esfuerzos degradados, sucedáneos y mezclas híbridas del sistema tradicional. Cuando alguien altera los ejercicios, el orden de éstos o la dinámicas, o bien injerta partes de otra metodología en el método tradicional de Joseph Pilates, el "cuerpo" de su trabajo se diluye. Visualizando imágenes de las películas de archivo de Joseph Pilates, vemos que su manera de enseñar era fuerte, intensa y determinada. Su método tradicional de acondicionamiento físico no se parece en nada a muchas de las distorsiones que vemos hoy en día: Pilates suave estilo meditación, Pilates tipo yoga, Pilates tipo fisioterapia, o a las grandes clases grupales en las que se emplean máquinas truncadas, imitaciones del Reformer postradas sin patas sobre el suelo. Estos ejemplos constituyen claras mutaciones del método tradicional de Joseph Pilates y los profesores de estos enfoques no deberían poner a sus actividades el nombre de Pilates. A lo largo de este capítulo se justificará el porqué.

El Gran Debate:
Confiar en el Maestro o Interferir con la Perfección

En el transcurso de su vida, Joseph Pilates enseñó a miles de estudiantes. Si alguien albergaba el deseo de convertirse en instructor, él o ella tendrían que trabajar en el estudio durante un período prolongado de tiempo, que a menudo se extendía hasta los tres años. El aprendizaje no estaba regulado conforme a un determinado número de horas ni se expedía un certificado de finalización. En lugar de eso, los estudiantes aprendían recibiendo clases, estudiando, escuchando, observando y haciendo prácticas docentes.

Joseph Pilates transmitía conocimientos tácitos y específicos. Tácitos, en cuanto que enseñaba a sus estudiantes el método en su totalidad; específicos, en cuanto que les enseñaba ejercicios concretos y grupos de ejercicios para cada individuo. Joseph Pilates creaba, a veces, ejercicios específicos para un estudiante en particular, e incluso algún aparato, si bien estos ejercicios y aparatos podían ser utilizados con casi todo el mundo. Otro aspecto importante de su modo de enseñanza consistía en la asignación de tareas para casa. El maestro daba regularmente a sus estudiantes ejercicios para practicar entre lección y lección, de modo que el conocimiento de los patrones de movimiento y la memoria muscular se volviera

> **La alteración del Pilates Clásico Puro da paso, inevitablemente, a esfuerzos degradados, derivaciones y mezclas híbridas del sistema tradicional.**

más íntimo, y su comprensión otorgara mayores beneficios.

Durante las últimas décadas, el trabajo tradicional de Joseph Pilates se ha malinterpretado, en parte porque varios estudiantes aprendieron el método Pilates exclusivamente a través de la lente específica por la que les enseñaron a ellos, en *sus* cuerpos concretos, con *sus* fortalezas, *sus* limitaciones y *sus* idiosincrasias individuales. De este modo, aquellos estudiantes-profesores aprendieron aspectos específicos, e innevitablemente limitados, de todo el sistema de la

Contrología. Desafortunadamente, cuando estas personas comenzaron a formar a sus propios aprendices, sólo les pudieron enseñar su limitada interpretación del método global.

Por el contrario, tanto a Romana como a Jay, Joseph Pilates les enseñó el método tradicional en su totalidad, como ha de aprenderlo casi cualquier persona. Joseph Pilates comunicó a Romana y a Jay, no sólo los aspectos del método que correspondían a sus condiciones físicas individuales, sino su visión y la técnica en su totalidad. Cuando Romana llegó a la puertas de Joseph Pilates, lo hizo con una afectación leve de tobillo, que le surgió cuando bailaba para el Ballet de Nueva York. Jay no se lesionó nunca, y él atribuye su continuada y excelente salud física a haber estudiado el método tradicional. Tanto Romana como Jay coinciden en afirmar que enseñar a cuerpos "normales y sanos" con fuerza y vigor es la base original y la persistente intención de Joseph Pilates. Y a pesar de eso, Joseph Pilates entendía claramente el valor *secundario* de la rehabilitación.

Originalmente, la Contrología no se diseñó como forma de rehabilitación, ya que lo que pretendía era ser un entrenamiento vigoroso para la mente y el cuerpo. Ahora bien, dada la cantidad de mutaciones que existen en el mercado para el método tradicional de Joseph Pilates, el practicante ocasional o el consumidor de fitness general esto nunca lo sabrá.

La interpretación errónea del método tradicional se puede atribuir a los fisioterapeutas, a los practicantes de yoga, los quiroprácticos, los instructores de fitness y a las personalidades de la industria, que intentan crear su propia versión del trabajo de Joseph Pilates. Ellos no lo entienden y, por tanto, ¡sus alumnos tampoco! Los infructuosos intentos de modificar el método tradicional de Joseph Pilates acarrean varias repercusiones. Éstas son algunas de las degradaciones que pueden darse:

- Hacer una colección inconexa de ejercicios de estabilización, aislando aspectos del cuerpo y evitando un trabajo muscular vigoroso, con dinámica o fluidez de movimiento.

- Crear una amalgama de movimientos dispares, carente de una fluidez coordinada.

- Insertar ejercicios de rehabilitación que están muy lejos de las intenciones originales de Joseph Pilates y su sistema tradicional. Si bien él se dedicaba en parte a la rehabilitación y a la curación de diversos trastornos comunes en su estudio original de Nueva York, el objetivo principal de Joseph Pilates era capacitar cuerpos relativamente saludables y mentes relativamente sanas.

En resumen, lo que el Pilates Clásico Puro pretende es mantener e incrementar la salud física y mental actual. Éste es el punto central de la filosofía de Joseph Pilates. Y a pesar de que Joseph Pilates enseñase su método a personas lesionadas, el sistema tradicional no limita su atención al campo de la rehabilitación. Lamentablemente, la mayoría de los centros de formación en el mundo han perdido elementos esenciales de la práctica y visión de Joseph Pilates. La mayoría de *teacher trainers* (formadores de instructores) no aprendieron nunca los fundamentos y la técnica como un sistema coherente, mientras que los demás hacen cambios en el método tradicional, simplemente por conveniencia o beneficio económico.

El deterioro del Pilates es consecuencia directa de la ignorancia e, incluso me atrevería a decir, de la arrogancia. Sin considerar seriamente el daño que podrían causar, los instructores a menudo incluyen en el Pilates aspectos al azar, provenientes de la fisioterapia, el yoga, los ajustes quiro-prácticos, la danza y otras disciplinas. Y lo que es aún peor: muchas personas simplemente deciden crear nuevos ejercicios, según se les antoje. Sea cual fuere la situación, modificar el sistema tradicional entorpece los beneficios.

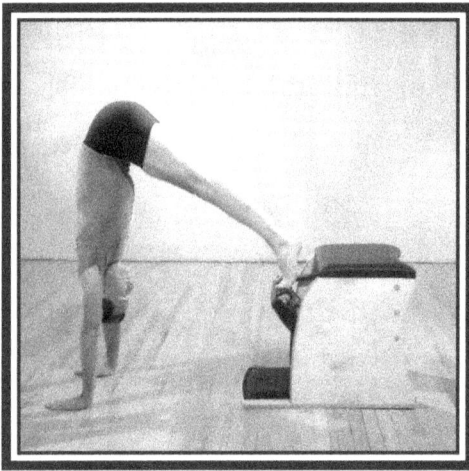

Algunos enfoques derivativos proceden de profesionales de la industria del fitness y de entrenadores personales, que pueden haber tomado *una única clase*, quizá unas pocas clases, o que quizá hayan recibido una certificación tras un fin de semana de curso, y con ello incorporan Pilates a sus ejercicios de aeróbic, musculación o entrenamiento en circuito. Este enfoque desmedido diluye la eficacia del método tradicional de Joseph Pilates, además de ofrecer un servicio poco ético al exceder las verdaderas capacidades del entrenador. No obstante lo anterior, no cabe duda de que los instructores tradicionales leales, que tienen formación en otras disciplinas, pueden ser valiosos. Un ejemplo de esto es Alycea Ungaro, fisioterapeuta diplomada y que un día comentó: "Yo enseño el método tradicional a través de los ojos de un terapeuta físico". Su declaración muestra cómo el conocimiento científico moderno, en cuanto a principios biomecánicos y de rehabilitación, pueden coexistir con los principios tradicionales de la técnica de Joseph Pilates y demostrar su eficacia.

Los tradicionalistas no comprometen los principios y los valores de Joseph Pilates a cambio de plagios comerciales del método puro. Los tradicionalistas tampoco utilizan bandas elásticas, pelotas, rulos u otros accesorios que Joseph Pilates nunca empleó. Los tradicionalistas sólo utilizan aparatos y accesorios de Joseph Pilates, como el *Magic Cirle* o círculo mágico, el *Toe Corrector* o corrector de los dedos del pie, el *Foot Corrector* o corrector de pie, el *Magic Square* o *Neck Stretcher* —cuadrado mágico o estirador de cuello—, el *Tens-O-Meter* o tensómetro, el *Bean Bag Roll-Up Device* o artilugio para enrollar la bolsa de frijoles, el *Breath-A-Cizor* o respirador, y así sucesivamente.

El Gran Declive:
Estilos Derivados del Método Tradicional

Antes de caracterizar las distorsiones derivadas de la técnica tradicional, hay que dejar claro que nosotros, los tradicionalistas, no somos un grupo exclusivista; *de hecho, le invitamos a unirse a nosotros. ¡Le invitamos a estudiar el método tradicional y a convertirse en uno de nosotros!*

Capítulo Seis

Muchos tradicionalistas están forjando una nueva era de transparencia y entusiasmo por compartir conocimientos. En el año 2007, por ejemplo, se celebró una reunión de instructores tradicionales con mucha experiencia en la que se dió la bienvenida a participantes de todo origen. Durante los años 2008 y 2009, otros muchos tradicionalistas organizaron eventos similares en Dallas y en Chicago. Dana Santi organizó un intensivo de Pilates tradicional cerca de Chicago en abril de 2009. Estos eventos involucran a instructores tradicionales y están abiertos a todo el público. Tras las dos primeras convocatorias (en el momento de redacción de este texto la conferencia de 2009 aún no había sucedido), todos los informes de valoración presentados por los participantes mostraban una gran satisfacción con la hospitalidad y ambiente educativo que se vivió.

A lo largo del tiempo, he ido percibiendo con gran satisfacción, que cada vez son más los instructores capacitados por escuelas no-tradicionales que se inclinan hacia formas tradicionales de enseñar y practicar el método puro de Joseph Pilates. Decenas de instructores tradicionales, con mucha experiencia y actitud positiva, están activamente enseñando el sistema tradicional de Joseph Pilates y estableciendo nuevas conexiones con diferentes profesionales de diferentes procedencias. Los tradicionalistas comprenden que los beneficios físicos y mentales más altos provienen del sistema completo e indivisible de Joseph Pilates, de la manera original en que él lo creó. A pesar de nuestros esfuerzos para preservar su trabajo tradicional, por desgracia, hay personas que se empeñan en "reinventar" la rueda, cosa que resulta imposible de hacer sin dañar las intenciones de Joseph Pilates, el diseño y la práctica de la Controlología.

En realidad, incluso antes de la muerte en 1967 de Joseph Pilates, ya existían enfoques derivados de su método tradicional, pues algunos instructores se marcharon de la ciudad de Nueva York y comenzaron sus propios estudios y centros de formación, principalmente en el oeste de los Estados Unidos. Si bien es cierto que dichos maestros fueron formados directamente por Joseph Pilates, algunos de estos individuos alteraron deliberadamente el método tradicional, suponiendo que algunos cambios eran útiles o necesarios. Tal vez estos maestros tenían ideas que valían la pena, pero cambiando el método tradicional generan, por definición, una derivación, lo que inevitablemente reduce la amplitud y la eficacia de la Controlología.

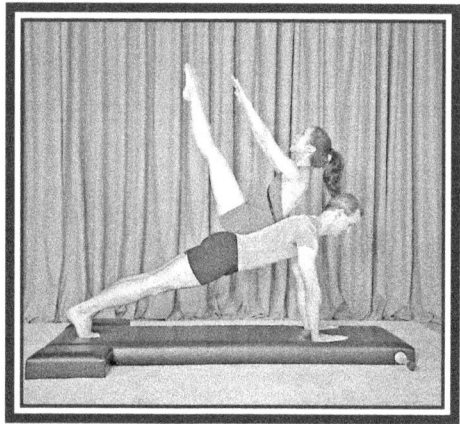

Yo he dado clase a muchas personas que han entrenado conforme a versiones derivadas del método tradicional de Joseph Pilates. En contraste con los altos ideales y prácticas de enseñanza definidos por el gran maestro, estos instructores y estudiantes muestran habilidades muy incompletas en lo que respecta a la concentración mental, la precisión, la fluidez del movimiento, la fuerza, la coordinación y las sutiles transiciones. La falta de una buena formación técnica y la degradación del método no son, sin embargo, culpa del estudiante. Existe una cantidad innumerable de estudiantes que son personas maravillosas, con buenas intenciones y sólidas aptitudes y que, sencillamente, se toparon con el centro de entrenamiento o estudio inadecuado. Esto, a pesar de lo lamentable, sucede con demasiada frecuencia. Estas personas ni siquiera son conscientes de la diferencia entre el Pilates Clásico Puro y los enfoques derivados.

Las mutaciones del método tradicional se han extendido lenta e insidiosamente a lo largo de las décadas. De hecho, algunos de los propios estudiantes de Joseph Pilates han declarado públicamente que enseñan *su propia versión* de las intenciones originales de Joseph Pilates. Sin embargo, cuando se dispusieron a "mejorar" la creación única de Joseph Pilates lo hicieron con una presunción errónea. No analizaron suficientemente la profundidad de la filosofía de Joseph Pilates en relación con su técnica de acondicionamiento del cuerpo y la eficacia para los estudiantes. Su comprensión del método tradicional es necesariamente limitada y su trabajo se aparta de la teoría y práctica de Joseph Pilates.

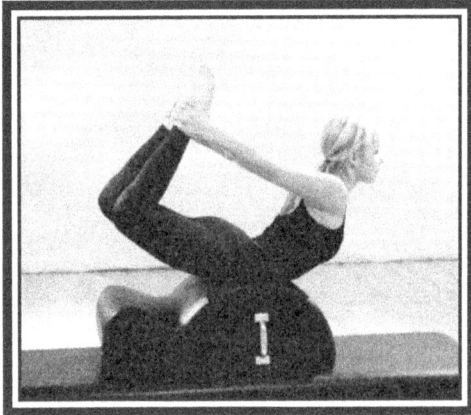

Hubo una vez un instructor extraordinario que hizo este comentario sarcástico, no exento de verdad: "Incluso el mal

Pilates puede beneficiarte". La cuestión es que, hasta el simple hecho de caminar por la calle puede aportarte mejoras corporales discretas. La mayor parte del movimiento seguro te aportará beneficios, aunque carezca de sistema o disciplina. Y sin embargo, estas características no tienen nada que ver con el método tradicional de Joseph Pilates, que se basa en el empleo de una técnica sistemática para conseguir una mejorada salud física y mental.

Desde principios de 1990, el negocio de Pilates ha ido expandiéndose y ganando en popularidad. Entre los años 1990 y 2000 —aproximadamente—, a los dueños de estudios y a los centros de programas de formación de instructores se les prohibió el uso público de la palabra Pilates" en cualquier nombre de empresa, debido a las restricciones de marca registrada. En octubre del año 2000, cuando un Tribunal del Distrito Federal de los EE.UU. dictaminó que la palabra "Pilates" no podía ser un nombre de marca registrada protegido, las mutaciones y sus derivados se extendieron cual incendio forestal. Miles de instructores y empresarios por todo el mundo crearon sus propios programas de formación de docentes y grabaron sus propios DVDs para aumentar el reconocimiento de su marca; para hacer crecer su reputación, e incrementar el éxito financiero en el nuevo y floreciente negocio del Pilates. El nuevo negocio del Pilates se estaba rápidamente convirtiendo en una actividad cada vez más de moda en la industria del fitness y la salud.

Con posterioridad al año 2000, a la explosión comercial del Pilates se le han sumado fabricantes de equipos derivados, deseosos de vender cantidades infinitas de equipamiento, adaptando los aparatos tradicionales a una cacofonía de las prácticas comerciales y preferencias de los consumidores, lo que hace a Pilates más apetecible para un número creciente de consumidores. Decenas de profesores, organizaciones de formación docente y fabricantes, han divagado a propósito del trabajo tradicional de Joseph Pilates a cambio de aumentar las ventas de equipos y llenar con alumnos los espacios de aprendizaje. Y hacen lo anterior al tiempo que tratan de establecer un relativo poder, prestigio y privilegio en la nueva industria de Pilates. Aunque sólo podemos especular, una de las razones por las que muchos pequeños estudios independientes, personalidades de la industria y corporaciones internacionales cambian el método tradicional, podría describirse como una alteración de la técnica para un mayor lucro.

Otra de las razones por las que la gente cambia el método tradicional es porque realmente creen que el método tradicional de Joseph Pilates puede ser mejorado. Sin embargo, como se mencionó anteriormente, sus esfuerzos son parciales y están condicionados por el desconocimiento e, incluso, por el autoengaño. Muchas empresas y organizaciones de formación de docentes alteran la esencia de la técnica tradicional y bajan nivel de formación docente para poder surtir a una red lo más amplia posible, y para inscribir a un gran número de aprendices y estudiantes en su red global de estudios.

El propósito de disminuir los niveles de formación y de la técnica es hacer que el método resulte más digerible y más accesible al público. Estos cambios pueden, sin lugar a dudas, hacer que el Pilates resulte más accesible para los aprendices y para el público, pero no tienen en cuenta los rigurosos estándares de educación de Joseph Pilates y no utilizan la capacidad total de cada persona, sus aptitudes, su disposición, su voluntad ni su compromiso. Los programas empresariales de formación de monitores a gran escala no establecen los más altos estándares de calidad, y no lo hacen por dos razones principales: (1) la directiva de estas empresas a menudo carece de un conocimiento profundo del método tradicional de Joseph Pilates y (2) establecer estándares razonablemente altos significaría reducir el nicho de potenciales aprendices.

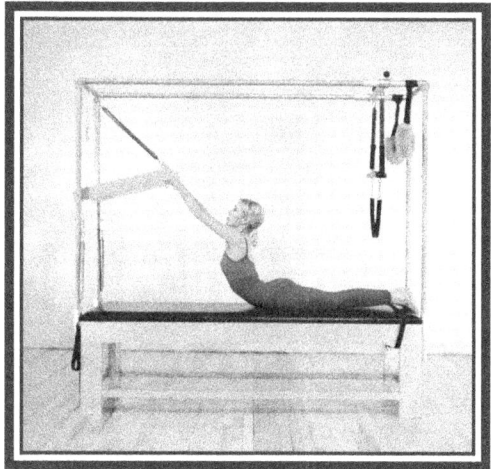

En contraste con las tácticas de negocios que diluyen la integridad y eficacia del método tradicional de Joseph Pilates, es importante entender que la obtención del conocimiento de Pilates Clásico Puro no se puede convertir en una mercadería. Es un viaje sin atajos y exige mucho tiempo, mucha energía y mucho trabajo. *Pero las recompensas bien justifican la inversión.* El método tradicional es un enfoque hacia la integración del desarrollo mental, físico y espiritual, para robustecer cada faceta de nuestra existencia, un enfoque que incluye una pedagogía específica que fue definida por el mismo Joseph Pilates.

Algunos ejemplos de cómo se rebajan los estándares educativos son:

- La reducción del número de horas de aprendizaje requerido, a veces hasta no más que un fin de semana o una certificación *on-line*.

- La reducción del número de horas de observación directa que los aprendices deben completar, a cambio de otorgarles créditos por su auto-estudio con libros y DVDs.

- La modificación de los ejercicios, de manera que resulten más sencillos para el consumidor.

- La alteración de los ejercicios para que encajen con las técnicas y principios del yoga, la danza o las técnicas de fisioterapia.

- La creación de una fórmula simplificada, de tipo industrializado, para formar a aprendices.

- La contratación de instructores con antecedentes de formación dispares, lo cual puede diluir la "cultura" de la enseñanza en un preciso lugar y reducir la adhesión a la técnica histórica.

- La certificación de individuos para un solo aparato, por ejemplo para *Mat*, *Cadillac* o *Reformer*.

En comparación con estos ejemplos de disminuición del nivel de formación de docentes, Pilates Clásico Puro es una vocación en la que los alumnos estudian y practican el método tradicional de Joseph Pilates —su sistema completo de acondicionamiento físico— a lo largo de muchos años, para convertirse en instructores y practicantes competentes.

Los instructores tradicionales, por supuesto, también entienden que mientras se preserva la complejidad y los beneficios de la Contrología, es esencial que uno pueda ganarse la vida. Sin embargo, este camino tiene complejos requisitos de coherencia, inteligencia, disciplina y disposición al cambio. Esta combinación de cualidades a menudo no se muestra compatible con la demanda de consumo generalizado, más centrada en adquirir soluciones rápidas o programas informales de ejercicio.

Las consecuencias negativas ocultas tras la reducción de los niveles de formación docente son múltiples. Una consecuencia negativa es que los candidatos con talento y aptitudes naturales recibirán una formación educativa deficiente, porque tropezarán con el programa de certificación equivocado. Para la mayoría de estudiantes, resulta difícil discernir entre programas de formación, cuando no se conocen previamente las diferencias existentes. Desafortunadamente, esto causa un descenso en el nivel de capacitación de toda la profesión. El ánimo de lucro por parte de las empresas les lleva a alterar los programas docentes y dirigirlos hacia estudiantes incautos. A consecuencia de lo anterior, las empresas derivativas cuentan con importantes recursos financieros para sufragar llamativas campañas publicitarias por todo el mundo, y para crear una red educativa de público amplio y formación diluida.

Capítulo Seis

No es ético por parte de algunas empresas, anunciar sus programas de formación derivativa como "Pilates clásico", ya que esta afirmación falta a la seguridad y la confianza del público. A veces, nos encontramos con personas que enseñan distorsiones del método tradicional y que creen albergar más conocimiento que Joseph Pilates. Algunas de estas personas parecen pensar que está justificado que ellos re-interpreten el Pilates Clásico Puro. O lo que es peor: muchas personas creen que *cualquier* forma de Pilates resulta válida. Este relativismo dogmático corroe las intenciones originales de Joseph Pilates y su técnica. Una vez más, es útil recordar los siguientes puntos:

- *Sólo existe un Pilates Clásico Puro; el método tradicional de Joseph Pilates.*

- *Hay muchas formas derivadas a las que se denomina, equivocada o falsamente, Pilates.*

- *El uso de la expresión "Pilates contemporáneo" es en sí una contradicción de términos.*

El método tradicional es un sistema coherente e indivisible que cuenta con infinitas sutilezas e innumerables modificaciones, con las que poder acomodar cualquier limitación física, estilo de aprendizaje y aptitudes.

Un indicativo del crecimiento comercial acontecido es una revista que abastece a la diversa y bulliciosa industria de Pilates. Esta revista, con sede en Nueva York, no hace ninguna alegación en relación con la preservación del método tradicional de Joseph Pilates, ya que abarca aspectos de la técnica, la moda, la dieta y el turismo, en un estilo informativo dirigido principalmente a los intereses femeninos. Aunque la revista nombra a varios instructores de la 1ª generación como parte de su consejo asesor, lo cierto es que su vinculación con los protegidos tradicionales de Joseph Pilates —omitiendo descaradamente a Jay Grimes— es tenue, mientras que promueve distintas prácticas derivadas, con el objeto de atraer los intereses de mujeres como consumidoras. A pesar de lo anterior, y a favor de la revista, hay que decir que los editores han publicado recientemente artículos acerca de Jay y Romana, que son muy importantes para todo el gremio.

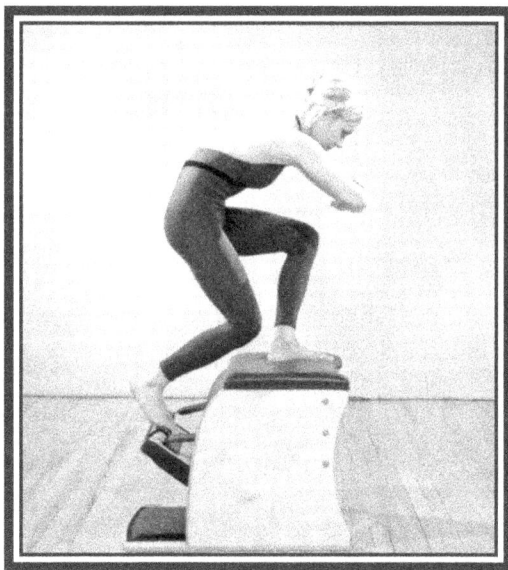

Dado que la revista está principalmente dirigida a mujeres, sus editores se niegan a poner una fotografía de un hombre en portada —ni siquiera una foto del mismo Joseph Pilates—, por temor a perder lectores. La revista también vende espacios publicitarios a los individuos que comercializan programas de certificación de profesores por 99 dólares. Este tipo de decisiones no parecen reflejar los valores de los instructores tradicionales.

Capítulo Seis

Pilates con Ánimo de Lucro: El Precio de los Mercados Variables

No hay nada malo en tener un espíritu emprendedor, de gran empresa y con ánimo de lucro, siempre y cuando la actividad comercial se guíe por principios éticos y prácticas responsables. ¡A la mayoría de la gente le gusta ganarse bien la vida! Los estudios pequeños e independientes o las personalidades de la industria que distorsionan el método tradicional de Joseph Pilates comparten una misma motivación con las grandes empresas: aumentar las ganancias a expensas de la preservación del método, ser creativos y diferenciar su negocio en el mercado. Obviamente, las grandes empresas disponen de enormes recursos con los que difundir su marca a nivel mundial y aumentar su cuota de mercado y sus ganancias, ya sea en base al número de estudiantes matriculados o a la cantidad de equipamiento que consigan vender.

El mercado variable tiene diferentes formas. Sin embargo, una práctica habitual y, aparentemente, inocua es hacer la publicidad colocando la marca o el nombre del propietario junto a la palabra Pilates. Ejemplos de esto podrían ser, hipotéticamente, nombres como: *Jennifer's Pilates o John's Pilates*. Es comprensible que las empresas quieran diferenciar su negocio de los de la competencia, pero resulta presuntuoso colocar los nombres de los propietarios junto al nombre de Joseph Pilates cuando se refiere al método en sí. Nombres así implican posesión, como si un maestro tuviese propiedad del método de Joseph Pilates, o como si el dueño del negocio hubiese creado un estilo particular de Pilates que, por desgracia, es lo que sucede en muchos casos.

Las ideas, los valores y la tradición de Joseph Pilates no se pueden poseer. El poder del mercado, sin embargo, ha dado lugar a que las ventas se antepongan a la conservación, y a que la creación de marca resulte más valorada que la conservación de los valores y la técnica del método tradicional de Joseph Pilates.

No sólo se debe hacer una distinción en la forma en que se mantiene la tradición de Joseph Pilates en su instrucción, sino que además es recomendable explicar la diferencia entre la palabra "aparato" y la palabra "equipamiento". El uso de la palabra "aparato" debería reservarse para los diseños de Joseph Pilates, mientras que el término "equipamiento" hace referencia a las máquinas derivadas, producidas por fabricantes no tradicionales que distorsionan los diseños originales. Este equipamiento no tradicional guarda poca relación con las intenciones de Joseph Pilates o con sus aparatos. Empleando para el trabajo de *studio* sus máquinas originales, estamos sosteniendo los valores y la práctica de Joseph Pilates, al permitir que nuestros cuerpos *interactúen* con cada aparato.

Romana a veces decía: "¡Baile con su máquina!" Da la sensación de que se refería a nuestra experiencia fenomenológica: somos conscientes de cómo el aparato "hace pareja" con nosotros, mientras informa y orienta a nuestro movimiento, vemos y sentimos las diferentes texturas de la colchoneta, la barra de pie, el marco y los muelles, y experimentamos la "participación" del aparato en nuestro ritmo, fluidez, peso, equilibrio, longitud y línea. El aparato es tan real y presente como nuestra conciencia de él. Por lo tanto, estamos coordinando el movimiento con el aparato, así como con nosotros mismos.

Capítulo Seis

Podría decirse que una de las distorsiones más perniciosas del método tradicional de Joseph Pilates proviene de los grandes fabricantes de equipos derivados y sus propios programas de formación de docentes. Los mayores fabricantes de equipamiento venden versiones alteradas y reducidas en tamaño del estándar y tradicional *Reformer* Universal de estudio, para poder utilizarlos en clases colectivas de Reformer dentro de los gimnasios. Como resultado, un solo instructor puede intentar enseñar a 10, 15, 20, 25 o más alumnos de distintos niveles de formación y experiencia. Así, no sólo resulta imposible enseñar las bases y los matices de la técnica tradicional de Joseph Pilates, sino que además la seguridad de los participantes se ve enormemente amenazada. Es absolutamente imposible que un solo instructor pueda enseñar y corregir correctamente a 10, 15, 20 o a 25 estudiantes de forma simultánea, especialmente cuando hay recién llegados para los que se trata de su primera experiencia con el Pilates. En esta situación, la capacidad de los estudiantes para aprender se verá siempre afectada. El estudiante nuevo no recibirá las correcciones necesarias y a los practicantes más avanzados se les negará una suficiente fluidez , al tiempo que todos ellos, independientemente del nivel, se perderán aspectos importantes relativos a la precisión y a una correcta colocación.

Los fabricantes de equipamiento derivado promueven sus máquinas y a sus profesores, en cadenas de gimnasios nacionales e internacionales, por medio de la comercialización y la degradación del Pilates Clásico Puro. Por supuesto, estos fabricantes no publican que sus máquinas son derivadas, ni que sus negocios están basados en las distorsiones del sistema tradicional de Joseph Pilates. Esto es una mentira corporativa de omisión y como resultado, el público padece de una enseñanza deficitaria, una mezcolanza de prácticas de ejercicio y de equipamiento de menor calidad.

La mayoría de los ejecutivos de estas grandes empresas nunca supieron suficiente Pilates Clásico Puro y, además, dejaron de entrenar hace años. Estas personas son, fundamentalmente, profesionales de negocios, fisioterapeutas, quiroprácticos o personas que, en su día, disfrutaron de los beneficios del Pilates. Por ejemplo, hay un empresario que inicial- mente fabricaba camas de agua pero cuando el mercado apuntaba a que sería un buen negocio, comenzó a fabricar equipamiento de Pilates. Y en vez de seguir profundizando en los conocimientos mediante la capacitación, los propietarios de algunos negocios decidieron transformar su afición en lo que ellos esperaban que sería una carrera económicamente lucrativa. Si los directores de estas empresas de formación de instructores y de equipamiento realmente llegaron a estudiar el método tradicional, a menudo fue durante un breve periodo de tiempo o de manera parcial. En numerosas ocasiones he oído a la gente decir "Yo estudié con Romana", para luego descubrir que la persona había tomado

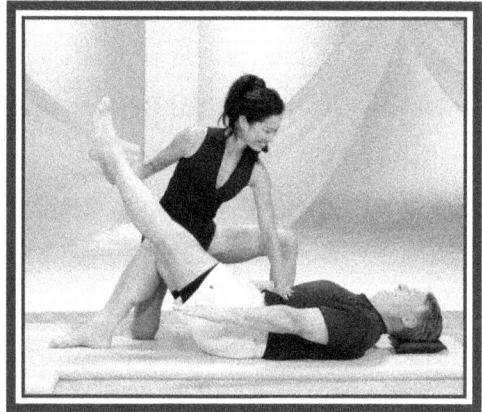

tan sólo una o unas pocas lecciones con ella. De vez en cuando se da un director que realmente ha completado una formación tradicional, y que a pesar de ello decide montar su propio negocio de entrenamiento derivado.

Sé de una gran organización internacional de formación de profesorado que inyecta cantidades sustanciales de yoga y principios quiroprácticos en el método tradicional de Joseph Pilates. Hace un par de años, pregunté al presidente de esta organización de formación derivada: "Usted y su personal directivo, ¿con quién continúan su aprendizaje de Pilates?" —A lo que, tras una larga pausa, respondió: "Estudiamos entre nosotros". Seguí preguntando: "¿No cree que sería útil estudiar con un maestro de 1ª generación, entrenado por Joseph Pilates, u otro instructor principal? —Él respondió: "Tal vez una lección". El equipo formador de mayor rango dentro de esta organización dejó de estudiar Pilates en la década los 80 y 90, por lo que su conocimiento del método tradicional es innegablemente limitado. Es muy triste que esta empresa haya forjado miles de instructores certificados, que fueron entrenados con información derivada, conocimientos incompletos y una técnica formulada para generar un negocio de éxito. Aquí me apresuro a reiterar dos puntos: (1) los estudiantes no tienen la culpa de la instrucción derivada y (2) no hay nada malo en ganar dinero, siempre y cuando los principios éticos guíen la actividad empresarial en cuestión.

Por negligencia, ignorancia, o diseño de duplicidad, los presidentes de las empresas y el personal superior de capacitación de instructores, con frecuencia se alejan más del método tradicional de Joseph Pilates, mientras que —falsa y simultáneamente— afirman mantener una relación estrecha con Romana, y se presentan en la publicidad de su marca como "Pilates clásico". A consecuencia de estos negocios piramidales del Pilates, miles de alumnos desprevenidos creen estar aprendiendo el método tradicional. Cuando un formador o entrenador de profesores abandona su estudio del método tradicional, su conocimiento es a menudo defectuoso o distorsionado. Seguir estudiando junto a un profesor tradicional resulta de vital importancia a la hora de educar el cuerpo de manera apropiada.

Como se mencionó anteriormente, los directores de programas de enfoques derivados cambian el método tradicional, simplificándolo y "homogeneizándolo", para que resulte más fácil de digerir y apele más a las masas. Podría suponerse que al público general no le interesa comprometerse realmente con el estudio adecuado del método tradicional de Joseph Pilates: es demasiado difícil, demasiado complejo y demasiado caro. Yo, por mi parte, opino que, en nuestra profesión, el crecimiento lento y de cuidada calidad es factible.

Recordemos que a las sesiones de entrenamiento de Joseph Pilates acudían atletas profesionales y entusiastas de la salud, que estudiaban o practicaban el método entre tres y cinco días por semana. Su trabajo tradicional es complejo, sofisticado y sutilmente individualizado, de un modo tal que *no resulta posible* empaquetarlo y venderlo en masa sin simplificar los fundamentos del trabajo. Los instructores leales capacitados por Romana siguen siendo humildes y no muestran desprecio por el método tradicional de Joseph Pilates, ni tampoco rechazan las enseñanzas de los instructores que tienen más conocimientos y experiencia.

Es de crucial importancia tener presente que Joseph Pilates nunca cualificó ni certificó profesores para el uso de un único aparato de estudio. Desde los primeros días de su estudio en la ciudad de Nueva York, hasta la década de los 90, las certificaciones de *Mat* no existían. No existía ninguna certificación de *Spine Corrector*, ninguna certificación de *Wunda Chair*, ni tampoco había certificación alguna para el uso del *Reformer*. Sin embargo, por conveniencia y por economía, conocidas personalidades de la industria y grandes empresas internacionales están haciendo justo lo contrario: certificando aprendices *sólo* en los ejercicios de *Mat*, para a continuación certificarles *sólo* en los ejercicios del *Cadillac* y así sucesivamente.

Esta manera de certificar por partes insinúa que el método tradicional puede ser justificablemente fragmentado en trozos más pequeños. Y la suposición contradice el enfoque de Joseph Pilates de integrar el uso de todos los aparatos de studio desde la primera lección. A pesar de eso, hoy en día existe, al menos, una gran organización de formación de monitores y fabricación de equipamiento —al tiempo que otras muchas organizaciones más pequeñas— que siguen el método de disección y certificación de aprendices en cada aparato por separado.

En materia de comercialización estilo gimnasio, sé de una organización internacional de capacitación docente, fabricante también de equipamiento, que ahora hace una versión muy distorsionada de la *Wunda Chair* para clases grupales. En ellas, un instructor demuestra los ejercicios y pone música, para que los estudiantes puedan seguirle, como lo harían en una clase de aeróbic. Los alumnos que acuden a estas clases y no conozcan el Pilates Clásico Puro, nunca experimentarán los maravillosos beneficios mentales y físicos del sistema tradicional de Joseph Pilates. A pesar de que tres de sus formadores de monitores estudiaron con Romana, en mi opinión sus decisiones constituyen una traición a los valores originales de Joseph Pilates, la técnica y la tradición.

De manera muy alejada al enfoque de negocio hacia la práctica comercial en gimnasios, existe otra organización que basa su técnica derivada en la fisioterapia. A pesar de que el fundador y director de esta organización es erudito, los profesores son profesionales con experiencia, y atraen a más personas que ninguna otra organización, este grupo fractura irremediablemente el método tradicional, al convertirlo prácticamente en fisioterapia y basarlo en movimientos aislados. Los individuos que componen esta organización están bien versados en la terapia física, pero la mayoría no sabe la técnica tradicional de Joseph Pilates. Como resultado de los supuestos conocimientos superiores, el interés que estos instructores exhiben en los valores y las virtudes del método Pilates Clásico Puro es escaso, cuando no inexistente. Tal vez ellos desconozcan que Joseph Pilates siempre tuvo la intención de que su método de Contrología fuera para mantener y mejorar "el cuerpo sano y normal", mientras que su aplicación como rehabilitación se mantenía en un segundo plano.

A raíz de la comercialización bajo el nombre "Pilates" de esta combinación Pilates-fisioterapia, surge una consecuencia muy lamentable, y es que a los consumidores, estudiantes y aprendices a nivel mundial se les induce a pensar, erróneamente, que el método de Joseph Pilates es casi fisioterapia. Por si fuera poco, conozco de situaciones en las que los profesores de esta organización alardean de tener mayores conocimientos, y de estar mejor cualificados como instructores de Pilates que los instructores tradicionalistas. Contar con un título académico tiende a dar "ventaja" a los candidatos a un empleo a la hora de competir por un puesto de trabajo, pero tener un título académico no significa, necesariamente, que ese alguien sea el mejor candidato.

Más allá de los estilos derivados de Pilates, la sociedad moderna en que vivimos promueve la conveniencia y la gratificación inmediata. El método tradicional de Joseph Pilates no es tan fácil de lograr, por lo que aquellos que buscan rapidez o la obtención de una gratificación inmediata acabarán decepcionados. Estudiar el método tradicional requiere de un gran compromiso, por el simple hecho de que el progreso requiere consistencia y esfuerzo. Las clases privadas son, además, relativamente caras. Pero, como con todas las cosas buenas de la vida, vale la pena esperar y *trabajar* para conseguirlas. En el método Pilates Clásico Puro, debemos pensar en trabajar y sudar para evolucionar. El crecimiento controlado, con los más altos estándares de exactitud histórica y de integridad, no sólo es factible y deseable, sino que ya está ocurriendo. Por suerte, el reconocimiento hacia la misión tradicionalista es cada vez más amplio.

Profesión y Asociacionismo

En cieto sentido, los instructores tradicionales están altamente capacitados y son profesionales de la salud cualificados. Sus amplias capacidades y conocimientos justifican un reconocimiento y remuneración semejantes a los de otras ocupaciones comparables. En inglés se los suele denominar como "instructores" pero decir "profesores" podría ser buena idea, ya que esta palabra de origen hispano denota una amplia capacitación y formación. La distinción de profesor, en contraposición a los términos "instructor" o "monitor" lleva implícita una mayor dignidad profesional y respeto. Convertirse en un buen profesor tradicional conlleva un tiempo aproximado de diez años de estudios, aprendizaje y experiencia en la enseñanza. Compare diez años de desarrollo profesional para un instructor tradicional con el tiempo de desarrollo para otras profesiones, como el convertirse en un contable, médico, psicólogo, informático, filósofo, un ejecutivo de negocios o un farmacéutico. El plazo de desarrollo profesional no difiere mucho entre unas profesiones y otras.

Confieso apesadumnbrado que nuestro trabajo aún no se reconoce como una profesión que requiere de logros significativos, sobre todo porque nuestros servicios son esenciales para mejorar la salud y el bienestar de tantas personas. Para que otros profesionales y el público logren apreciar la instrucción del Pilates Clásico Puro como actividad valiosa, a la par con los fisioterapeutas, los abogados, los dentistas, los médicos, los informáticos o los profesores universitarios, será necesario avanzar gradualmente hacia la profesionalización. Y me estoy refiriendo al proceso social, organizativo y legal de establecer requisitos para ingresar en una profesión, incluyendo sólo a aquellos individuos que han alcanzado el conocimiento o las habilidades necesarias.

Resulta interesante observar que, a lo largo de los siglos, todas las profesiones eran oficios que se aprendían mediante el aprendizaje —tal y como sucede con el Pilates en la actualidad— antes de que aparecieran escuelas especializadas de educación, formación y licencia estatal. Los instructores de Pilates Clásico Puro trabajan actualmente sin un sistema formal de profesionalización, al menos en los Estados Unidos de América, donde carecemos de un plan de estudio universitario o de formación postgrado, que se adhiera a criterios establecidos por alguna de las seis entidades regionales de acreditación a los criterios establecidos por una de las seis entidades regionales de acreditación de los Estados Unidos de Norteamérica, si bien los tradicionalistas están haciendo grandes progresos. Existe, por ejemplo, un excelente estudio en el Goucher College, en la ciudad de Baltimore, estado de Maryland, que ostenta un alto nivel de educación clásica para sus estudiantes y aprendices. Al mirar hacia delante, lo que resultará valioso para los colegios y las universidades será incluir un departamento académico —o una especialización dentro del departamento académico pre-existente— que esté comprometido con el estudio y la práctica del Pilates Clásico Puro.

Como sucede en otras profesiones, en el futuro, el colectivo de instructores tradicionales podría llegar a regularse por medio de las juntas de concesión de licencias estatales, que es lo que actualmente sucede con las disciplinas de derecho, medicina, psicología y fisioterapia. Será esencial para los instructores de Pilates Clásico Puro, el jugar un papel activo en las iniciativas legislativas encaminadas a limitar, o a proteger, nuestra práctica y nuestro sustento. De esta manera, tenemos una mejor oportunidad de preservar los valores de Joseph Pilates y su técnica.

Actualmente en los Estados Unidos, no tenemos una sola organización de miembros profesionales que represente nuestros valores, habilidades, niveles educativos y la misión de preservar el método tradicional de Joseph Pilates. Las asociaciones pueden resultar útiles a la hora de crear una identidad pública, compartir conocimientos e influir en el resultado de beneficiosas iniciativas legislativas. En discusiones con colegas, me doy cuenta sin embargo, de que algunas personas cuestionan las ventajas de establecer una organización de tradicionalistas, ya que existen conflictos en cuanto a procedimientos, los intereses no siempre son comunes, podrían darse maniobras políticas y habría que pagar una cuota para ser miembro. Con todo lo anterior, cabría la posibilidad de que nuestro trabajo acabara por centrarse más en la formulación de normativas, procedimientos, reuniones y asuntos de negocios que en el hecho mismo de dar clase o seguir estudiando. A pesar de que los tradicionalistas no contamos con una organización formal, tenemos un directorio de profesionales a nivel mundial, que puede consultarse, y que resulta de utilidad para la creación de redes de contacto, la colaboración y la localización de referencias provenientes de fuentes de confianza.

Aunque los tradicionalistas no contamos actualmente con una organización que represente nuestros intereses, hay un grupo con un gran número de afiliados, que cuestionablemente afirma actuar en nombre de todos los instructores. En mi opinión, este grupo es demasiado ecléctico para representar a los instructores tradicionales. Este grupo de miembros se proclama como "Las Naciones Unidas de Pilates", mientras que supuestamente preserva la tradición de Joseph Pilates, lo que ya de por sí resulta contradictorio. No es posible preservar el método tradicional de Joseph Pilates, al mismo tiempo que se aceptan y se promueven diversas desviaciones del sistema indivisible de Joseph Pilates.

Esta organización profesional admite estilos divergentes de Pilates, promueve sus conferencias anuales y administra un examen de tipo test, con el que los profesionales pueden llegar a "certificarse" sin una evaluación de sus habilidades de enseñanza y sin pasar exámenes orales ni escritos. Este grupo resulta contradictorio, al tratar de posicionarse como una entidad unificadora *comercial* —presenta un conflicto de intereses inherente—, que trata de establecer las normas educativas para la industria, al mismo tiempo que "certifica" instructores. Ninguna otra organización de miembros profesionales (por ejemplo, la Asociación Americana de Médicos o la Asociación Americana de Psicología) tiene la doble función de promover los mejores intereses de sus miembros, mientras que al mismo tiempo hace una concesión de un permiso para ejercer, o en este caso, una certificación. En los Estados Unidos, tan sólo las juntas de concesión de licencias estatales ostentan autoridad para examinar a los solicitantes que deseen adquirir sus privilegios legales de prestación de servicios profesionales.

Más allá de las asociaciones profesionales, existen también numerosas convenciones y ferias comerciales que promueven una variedad de estilos derivados de Pilates y otras formas de acondicionamiento físico. Algunos tradicionalistas asisten y enseñan en esos grandes eventos, ya que puede ser beneficioso compartir nuestro conocimiento del sistema tradicional de Joseph Pilates con otros profesores y con el público en general.

A nivel global, son muchos menos los instructores tradicionalistas que los que imparten modalidades derivadas del Pilates, por lo que no resulta sencillo encontrar valores comunes en las grandes convenciones comerciales. Dicho esto, y a pesar de ello, para los tradicionalistas puede resultar beneficioso asistir periódicamente y dar clases en estos eventos comerciales, con el objetivo de ver el resto del mundo comercial de Pilates, aprender sobre negocios y ayudar a promover la técnica tradicional de Joseph Pilates en el mundo. Aférrese a sus valores y entre al mundo.

Desigualdad de Género pero Igualdad de Oportunidades

Hoy en día, casi todos los estudiantes e instructores de Pilates son mujeres. En el estudio original de Joseph Pilates, la relación entre los sexos era exactamente la contraria. En el mundo actual del fitness, los hombres suelen mantenerse en forma con modos de ejercicio "típicamente masculinos": levantamiento de pesas, correr, ejercicios calisténicos, gimnasia o deportes de equipo, así como una variedad de otras actividades como el esquí, la natación, el atletismo de pista y campo, el surf, monopatín, snowboard, etc.

Cuando, en torno al año 1920, Joseph Pilates emigró a los Estados Unidos, casi todos los clientes de su estudio eran hombres. Él entrenaba a pugilistas, artistas de circo y todo entusiasta interesado en su salud. El estudio lo situó a propósito cerca del antiguo Madison Square Garden de Nueva York, para entrenar a los boxeadores. De modo que, ¿por qué motivos ha cambiado tanto la proporción de género de los que entrenan en Pilates Clásico Puro? —Una de las razones es que durante los años 1930, 1940 y 1950, un creciente número de bailarines profesionales, en su mayoría mujeres, comenzaron a estudiar con Joseph y Clara Pilates. Mientras que la proporción de género cambiaba y reflejaba una mayor participación de mujeres, tal vez los hombres empezaron a percibir el método tradicional de Joseph Pilates como una actividad principalmente orientada a mujeres. Como resultado de este cambio de género en el estudio de Joseph Pilates, y uniéndolo a la influencia de las expectativas culturales de ambos sexos, los hombres poco a poco comenzaron a buscar lugares estéreo-típicamente orientados a la población masculina, tales como gimnasios y clubes deportivos.

A juzgar por los numerosos comentarios que Kathy, Romana y Jay han hecho acerca de Joseph Pilates, este cambio de género le decepcionó. La obra de Joseph Pilates fue influenciada inicialmente por la energía y los ejercicios de la gimnasia y la calistenia y, sin embargo, su método fue sutil pero implacablemente malinterpretado por los bailarines que buscaban su instrucción. Kathy, Romana y Jay han dicho que, justamente por este motivo, a Joseph Pilates no le gustaba enseñar a bailarines. Con el tiempo, ciertas cualidades de movimiento relacionadas con los bailarines y la feminidad convencional comenzaron a reemplazar a cualidades de movimiento relacionadas con los que no son bailarines y la masculinidad convencional.

En general, al aumentar el número de bailarinas que empezaron a enseñar el método, también se acrecentó el énfasis en el recuento de repeticiones y el refinamiento de los aspectos de movimiento, tales como el equilibrio, el mantenimiento de líneas largas y bellas, y la fuerza elegante. Aunque algunas de estas cualidades de

> **Joseph Pilates creía, acertadamente, que un buen acondicionamiento físico promovía un correcto funcionamiento mental.**

movimiento constituían ya parte del método tradicional de Joseph Pilates, otros aspectos más "masculinos" de fuerza gimnasta, de vigor y de ejercicios bruscos con paradas y arrancadas, son prácticas menos frecuentes hoy en día.

Este cambio de género agravó el largo desaliento de Joseph Pilates, quien sentía que su método de acondicionamiento físico nunca fue plenamente reconocido —durante su vida— como un sistema valioso y legítimo de la medicina preventiva y la rehabilitación en la comunidad médica, ni entre el público en general. Pilates mismo llegó a afirmar: "Voy con 50 años de adelanto a mi tiempo". Kathy Grant ha hecho comentarios acercada de aquellos momentos en que Joseph Pilates parecía abatido, y Clara tiernamente lo consolaba.

En contraste con su decepción, Joseph Pilates se ganó una sólida reputación entre pequeños grupos de los más exitosos atletas del mundo y bailarines, así como también con muchos afamados cantantes y actores. El famoso coreógrafo de ballet, George Balanchine, estudió con Joseph Pilates y le refería bailarines de manera regular. De hecho, Balanchine pagó ciertos cánones a Joseph Pilates por movimientos de Contrología que empleó en su producción de "Los Siete Pecados Capitales", en la que aparecía Allegra Kent.

Ya en tiempos más recientes, han surgido distorsiones aún mayores del método tradicional, en lo que a la línea de género respecta. Hay estudios en los que los propietarios han cambiado radicalmente el método tradicional, "feminizando" el estudio con un ambiente de spa, con música suave, velas, paredes pintadas de color rosa, o la inclusión de movimientos más meditativos, que no guardan semejanza alguna con el fuerte sistema de acondicionamiento que se practicaba en el estudio de Joseph Pilates, en Nueva York.

Aunque no hay nada inherentemente malo en estas elecciones estéticas, sí que entran en contradicción con el espíritu de las enseñanzas de Joseph Pilates y se alejan de sus intenciones, encaminadas a que el acondicionamiento del cuerpo se hiciera mediante un método de trabajo muscular intenso. La adición de varios accesorios ligeros, sumada a las influencias de movimientos delicados, sólo ha promovido una disparidad cada vez más marcada entre los practicantes varones y mujeres. En contraste con la feminización del ambiente de algunos estudios, lo cierto es que en el listado de instructores figuran cientos de instructoras mujeres que enseñan el intenso método de Joseph Pilates, como él lo previó, sin suavizar la atmósfera del estudio y sin cambiar sus ejercicios.

Otra de las razones de la escasez de varones que estudian Pilates, es que la identificación de género en el mundo de los gimnasios va mucho más allá de la instrucción en el estudio, y sobre ella influyen también los modos de comercialización y la publicidad. Los anuncios de Pilates que se muestran en la televisión, en revistas y en clubes de salud están casi totalmente orientados hacia los intereses femeninos. Las mujeres son, probablemente, dueñas del 99% de los estudios en el mundo, así como también del 99% de la administración de los programas de capacitación de profesorado. Pilates es una profesión dominada por las mujeres.

¿Podría haber algún otro motivo que justificase esta diferencia tan cruda en la proporción de género? —Introduzcamos la psicología, la identidad de género y la autoestima: la profesión de Pilates no acarrea un estatus ocupacional significativo, ni tampoco ofrece incentivos financieros relativamente equitativos a los campos del derecho, la administración de empresas, la medicina, las finanzas, la inmobiliaria, la banca, las nuevas tecnologías, los productos farmacéuticos, etc. En la mayoría de las sociedades, los hombres siguen siendo princi-palmente valorados por su capacidad de obtener ingresos financieros, por su situación laboral o por el acceso a la riqueza económica. Por lo tanto, es comprensible que la mayoría de los hombres no estén interesados en convertirse en instructores tradicionales. Estos marcadores convencionales del éxito —y la falta de ellos en nuestra profesión— afectan al esfuerzo de reclutamiento para atraer a más hombres hacia el conjunto del Pilates Clásico Puro. A pesar de estos obstáculos culturales, psicológicos y económicos, hay una pequeña minoría de disciplinados y talentosos varones que se dedican al Pilates Clásico Puro. Tal vez un día, la profesión de Pilates ganará la suficiente importancia como trabajo en la sociedad para ofrecer mayores salarios y beneficios, tanto a mujeres como a hombres.

Para ampliar "la hermandad" de Pilates, propongo las siguientes medidas para alentar a que más hombres estudien y se entrenen con el método tradicional de Pilates:

- Comunique la historia biográfica de Joseph Pilates a los estudiantes, aprendices y al público en general. Él era un gimnasta, boxeador y un deportista global, cuyo rendimiento se reforzó gracias a su compromiso con el desarrollo de la mente, el cuerpo y el espíritu, a través de la Contrología.

- Albergue talleres de Pilates específicamente dedicados al público masculino, en los que se centre en los aspectos de la fuerza, la coordinación y la habilidad, y a continuación relacione la ejecución de estas cualidades con el golf, la natación, el fútbol, el baloncesto, el tenis, el surf, el esquí, el snowboard, etc.

- Ponga en marcha un reclutamiento activo de hombres para que se conviertan en instructores.

- Incluya fotos de hombres en los anuncios del estudio y testimonios varoniles en folletos, libros y DVDs.

- Compre, lea y venda el libro de Daniel Lyon *The Complete Book of Pilates for Men* (Harper Collins 2005).

- Establezca relaciones profesionales con universidades y departamentos académicos universitarios, prácticas médicas y establezca una asociación con el Pilates tradicional, que represente nuestro interés de mantener los altos estándares educativos y las iniciativas legislativas favorables.

Mi esperanza es que los instructores tradicionales, y otros profesionales aliados de la atención sanitaria, animen a más hombres a perseguir una carrera como instructores de Pilates Clásico Puro. Recibimos a los recién llegados con los brazos abiertos y les damos la bienvenida, para que todos juntos podamos disfrutar de la maravillosa experiencia que es el Pilates Clásico Puro. Y comparto las palabras de Kathy Grant, la estimada *master teacher*: "El método Pilates se hizo para los hombres".

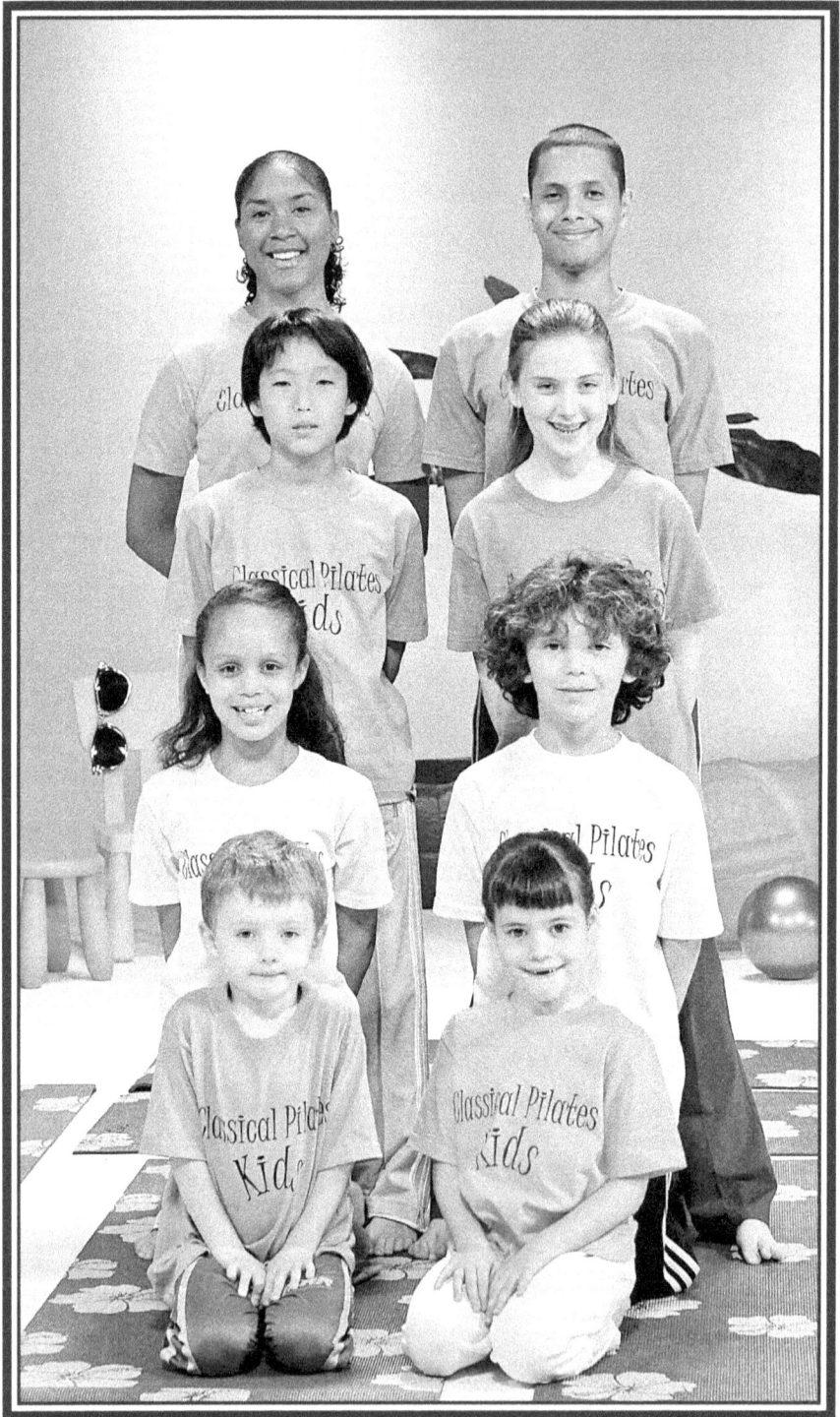

Capítulo 7

Manteniendo la Tradición

Capítulo Siete

Puede que los instructores tradicionales parezcamos superados en número por los proveedores de programas derivados pero, en conjunto, constituimos una fuerza dinámica y activa dedicada a la enseñanza del Pilates Clásico Puro por todo el mundo. Cientos, cuando no miles, de leales instructores ayudan a mantener vivo el método tradicional de Joseph Pilates cuando imparten sus clases, administran estudios y educan al público. Es vital que los tradicionalistas se dediquen activamente a buscar ocasiones con las que preservar y hacer crecer su disciplina. Es imperativo que los instructores tradicionales continúen creando formas interesantes de colaboración los unos con los otros, que impartan talleres de educación continua, que sigan escribiendo libros, que graben más DVDs educativos y ofrezcan más conferencias, tanto al público general como a otros profesionales. Y, a pesar de eso, puede que lo más importante de todo sea que los que nos dedicamos al método tradicional de Joseph Pilates lleguemos a algún tipo de acuerdo, por pequeño que sea, para compartir este conocimiento con una nueva generación de profesores.

Yo soy un apasionado del método tradicional y continúo trabajando hacia el crecimiento y la expansión de esta valiosa tradición. Mi ilusión sería que usted, lector, también se uniera a esta causa. En este capítulo se describen algunas de las iniciativas en que he estado personalmente involucrado para ayudar a preservar el método tradicional. Al hacerlo, espero inspirar a otros a continuar la enseñanza y a disfrutar con nuevas e interesantes maneras de hacer llegar al público información acerca del Pilates Clásico Puro.

Hay muchos aspectos de mi trabajo que promueven y mantienen el método tradicional de Joseph Pilates. Como ejemplos se podrían citar: el hecho de enseñar a estudiantes e instructores, el proporcionar créditos de educación continua, el mantenimiento del Directorio de Instructores tradicionales y los programas de capacitación docente que aparecen en ClassicalPilates.net —recurso gratuito que ayuda a promover nuestros intereses colectivos—, la producción de la serie de 6 DVDs educativos titulada *Classical Pilates Technique*, y la participación en la organización de talleres y conferencias individuales, a nivel nacional e internacional.

El Directorio Mundial de Instructores

El linaje es vital. Para ayudar a conservar el método tradicional de Joseph Pilates y evitar que los enfoques derivados lo deterioren, mantengo el Directorio de Instructores tradicionales, que presenta un listado de los profesionales que se dedican a la enseñanza del método tradicional con integridad y precisión, en todo el mundo. Nuestro linaje emana directamente de Joseph y Clara Pilates. En el Directorio que menciono, figuran en la actualidad más de 1000 profesionales —prácticamente todo un cuerpo facultativo del Pilates Clásico Puro—. El Directorio de Instructores incluye: (1) estudios independientes *sin* programas de capacitación, (2) estudios independientes *con* programas de capacitación y (3) empresas de capacitación con múltiples sedes.

Figurar en el Directorio de Instructores es gratuito. Prestamos la mayor atención posible a mantener la información de los contactos actualizada, a pesar de lo cual ¡le pido su ayuda! Si detectara algún error en la información suministrada, le ruego que nos envíe sus actualizaciones. Tenga presente que éste sigue siendo un servicio comunitario, destinado a promover y conservar el método tradicional de Joseph Pilates, en aras de su continuidad en el tiempo.

Si recién se está introduciendo en el Pilates, preste por favor la debida diligencia y asegúrese, en primer lugar, de que su instructor continúa enseñando conforme al método tradicional. En general se puede asumir que la mayoría de los miembros del Directorio de Instructores "mantienen viva la llama". Sin embargo, los estudiantes pueden notar que cada instructor tiene un estilo propio. En general, compartimos el propósito común de preservar los valores y la técnica de Joseph Pilates, impartiendo clases, evaluando a los aprendices y promocionando la educación en la ciencia y el atletismo artístico de su método tradicional.

Recomiendo a maestros y estudiantes de cualquier escuela que recurran a los instructores del directorio para ganar conocimiento y experiencia en el Pilates Clásico Puro. Como mencioné anteriormente, *le invitamos a estudiar con los tradicionalistas y a convertirse, algún día, en uno de nosotros.* El Directorio mundial de Instructores tradicionalistas no es sólo una institución; es una red de centros de enseñanza y capacitación docente con valores comunes y que, como colectivo, guían a los estudiantes y preparan a los futuros docentes para enseñar y liderar en la profesión de manera responsable. Los miembros del Directorio de Instructores ofrecen, a lo largo y ancho de todo el planeta, y para todo tipo de públicos, multitud de clases grupales, privadas y semi-privadas, así como cursos de formación individualizados y una variedad de flexibles opciones de inscripción para los estudiantes profesionales. Las reglas y los requisitos varían dependiendo del estudio y de los programas de capacitación docente, si bien el número mínimo de horas exigidas como aprendiz oscila entre las 600 y las 1.000+, además de tener que entrenar de forma regular bajo la supervisión de un instructor. En conjunto, lo que ofrecemos a los estudiantes es una formación basada en la experiencia. No hay certificaciones por internet ni certificados *on-line*. Tampoco existen certificaciones que consistan, exclusivamente, en un examen de tipo test, como en el caso de la organización que mencionaba anteriormente.

En contraste con los programas de capacitación docente derivados, en los que se entremezcla el pilates con movimientos de otras disciplinas, los miembros del Directorio de Instructores ofrecen apoyo y una formación integral pura a las personas que desean convertirse en instructores tradicionales. Muchos aprendices tuvieron antes otra profesión, ya fuera en el mundo del deporte, la gimnasia, los negocios, el derecho, el atletismo o la danza. Muchos aprendices, antes de comenzar un riguroso programa de formación docente tradicional, tienen ya estudios universitarios, profesionales o de postgrado. Lo que quiero decir con esto es, en resumen, que los miembros del Directorio de Instructores son individuos realizados.

Los programas de formación docente a nivel mundial que aparecen en el Directorio de Instructores hacen hincapié en el desarrollo de capacidades técnicas, habilidades de comunicación, pensamiento crítico y enseñanza individualizada, de acuerdo a las aptitudes, limitaciones y limitaciones percibidas de cada estudiante. Los formadores de docentes también alientan a los aprendices a explorar la formación, la enseñanza y los principios fundamentales del método tradicional de Joseph Pilates, y a encontrar un equilibrio entre ellos.

> **La intención y la integridad del sistema tradicional de Joseph Pilates ocasiona que las personas se conviertan en mejores ciudadanos.**

Los instructores tradicionales entienden cuán importantes resultan la honestidad y el respeto a la hora de preservar la integridad del método tradicional de Joseph Pilates, así como también que la práctica y la salvaguardia de su obra ocasionan que las personas se conviertan en mejores ciudadanos. Buscar la excelencia mediante la práctica y el estudio del Pilates Clásico Puro fortalece el compromiso de nuestra comunidad educativa en todo el mundo. A cambio de ello, estos valores mejoran la salud y el bienestar, y contribuyen positivamente a nuestro funcionamiento en el mundo. Cuando gozamos de una forma física relativamente buena y nos encontramos mentalmente bien adaptados, podemos aspirar a aprovechar el trabajo, el amor, la familia, los amigos y la sociedad.

Los profesores del Directorio de Instructores tenemos nuestras raíces en el verdadero método de Joseph Pilates; nos mantenemos firmes en el tronco del árbol del conocimiento; nos ramificamos hacia el futuro con nuestras voces particulares; somos los encargados de llevar hacia el futuro las virtudes y los valores del Pilates Clásico Puro, que se engloban en los más altos estándares de excelencia para el cumplimiento de la misión educativa original de Joseph Pilates.

Déjalo Estar:
Reinventar la Tradición no Beneficia a Nadie

Más de 1.000 instructores y capacitadores de docentes entrenados por Romana —así como sus propios graduados de 3ª generación— siguen hábilmente preservando el Pilates Clásico Puro con pasión, lealtad y destreza atlética. En el Directorio de Instructores figuran también varios instructores que se formaron con Kathy Grant.

Recordemos que Romana y Jay suelen mencionar que el método tradicional de Joseph Pilates fue "concebido para cuerpos normales y saludables". Aunque se podría debatir eternamente acerca de lo que significa un cuerpo normal y saludable, las películas del archivo de Joseph Pilates lo muestran claramente a él trabajando con alumnos sin lesiones y con cuerpos relativamente saludables. Tanto Romana como Jay han llevado adelante el trabajo de Joseph Pilates con lealtad, y ahora es responsabilidad nuestra proteger este legado.

Romana acostumbra a decir que, posiblemente, los profesores comienzan a alterar el método Pilates tradicional cuando se aburren con su trabajo. Por este motivo, y para evitar el aburrimiento o el desgaste, le sugiero que continúe su propio estudio sobre el método tradicional junto a profesores que lo mantengan inspirado, y que cultive otras actividades físicas independientes del Pilates. Pruebe por ejemplo a nadar, jugar al baloncesto, al fútbol, caminar, patinar, esquiar, jugar al tenis, ir a bailes de salón, hacer paracaidismo, buceo, ¡o cualquier otra cosa que le aporte vitalidad! Otra posibilidad podría ser la de mantener una carrera profesional a tiempo parcial, completamente desvinculada del pilates, para sentirse enérgico y equilibrado mientras imparte las clases de Pilates tradicional. Recuerde que el método tradicional inspira equilibrio, así que debemos preocuparnos de mantener nuestras vidas equilibradas. ¡Haga todo lo posible por no quemarse en su trabajo! El mundo necesita el sistema tradicional de acondicionamiento físico de Joseph Pilates, y a instructores tradicionales.

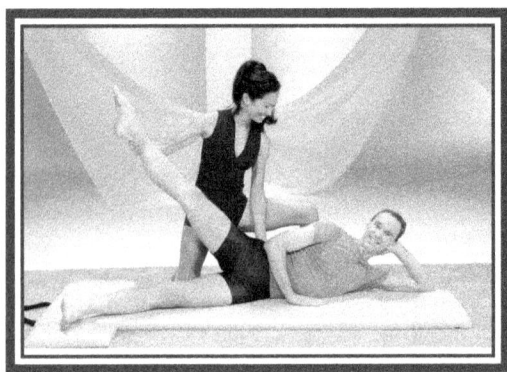

Algunos instructores hacen modificaciones sobre el método antes de haberlo comprendido en su totalidad, o mientras aún no dominan la obra. Aunque la realidad es que nadie puede dominar completamente el método tradicional de Joseph Pilates, pues *siempre* queda espacio para el aprendizaje y la mejora. Diseñar nuevos ejercicios es una tarea relativamente sencilla, como también lo es crear un nuevo orden para los ejercicios. Sin embargo, tratar de "reinventar la rueda" para evitar aburrirse o quemarse en el trabajo, nos lleva irremediablemente a desperdiciar energía por encaminarnos hacia metas inútiles y sin peso. El método tradicional de Joseph Pilates es suficientemente complejo y sofisticado como para mantener el interés y la emoción de por vida, a medida que se nos va revelando el sentido, profundizamos en la comprensión de los movimientos y vamos explorando nuevas formas de evolucionar el cuerpo y la mente. Lo cierto es que el método tradicional cuenta con suficientes modificaciones, que abarcan una infinita variedad, muy especialmente si tenemos en cuenta que cada alumno posee una combinación única de aptitudes mentales y físicas.

Recientemente, escucho a gente con cierta frecuencia decir que los nuevos descubrimientos nos obligan a modificar el Pilates Clásico Puro. También en los últimos tiempos, he oído que no hay inconveniente en simplificar o abreviar el método tradicional de Joseph Pilates con el fin de comercializarlo hacia las masas. En estos días, oigo cómo la gente opina que el mismo Joseph Pilates habría evolucionado y, por lo tanto, habría cambiado su propio método. Y puede que así fuera pero, si Joseph Pilates hubiera pensado que su técnica podía mejorarse, o que su método se podía adaptar a los caprichos de la cultura, es probable que hubiese incluido en su instrucción original alguna disposición para dar cabida a una o ambas de estas circunstancias.

Filmaciones de Pilates Clásico Puro:
Intentando Capturar la Magia

En 1996, decidí convertirme en aprendiz de *The Pilates Studio*, en la ciudad de Nueva York, y comencé a estudiar semanalmente con la gran maestra instructora Romana Kryzanowska en el *Drago's Gym*, desde 1997 hasta el año 2002. Cada viernes a las 11 de la mañana me tocaba adentrarme junto a Romana en una realidad de duro trabajo, sudor, diversión y deporte artístico. Estudiar con Romana fue un regalo maravilloso. Cada día presenciaba su grandeza. Lo que Romana posee es mucho más que el mero conocimiento del método tradicional. Ella es la esencia de la elegancia; es capaz de ver con una perspicacia penetrante, se expresa con un humor inspirador y comparte con los estudiantes su enorme pasión por la vida. Romana es capaz de irradiar magia como una gran galaxia, y de actuar de manera traviesa, mientras encuentra modos sutiles con los que ayudar a los estudiantes a descubrir maravillosas cualidades en sí mismos. Romana también trae consigo el espíritu de Joseph Pilates, su disciplina y su comprensión de lo que es —o eso debería ser— importante en nuestras vidas. Cuando es Romana la que da clase, el alumno está profundamente conectado con el espíritu de Joseph Pilates y la obra tradicional.

Después de cada lección, le daba las gracias a Romana, a sabiendas de que mi agradecimiento verbal no era nada en comparación con los maravillosos regalos que yo recibía de la enseñanza. Romana de vez en cuando me respondía: "Pero

¿por qué me das las gracias? Lo único que yo hago es enseñarte lo que el tío Joe me enseñó a mí". La sinceridad y profunda humildad de Romana la muestran tal como es. Esta absoluta, maravillosa y brillante protegida de Joseph Pilates se describre, sencillamente, como una leal mensajera.

En el año 2000, con motivo de su primera grabación para realizar un DVD, Romana pidió a tres instructores que demostrasen los ejercicios de *Mat*. Recibir esa oferta fue para mi una experiencia algo vergonzosa, al tiempo que un honor, ya que con ello ayudábamos a Romana en su intención de preservar el método tradicional de Joseph Pilates. No obstante, Romana no tuvo control sobre la dirección ni la edición, detalles ambos absolutamente necesarios

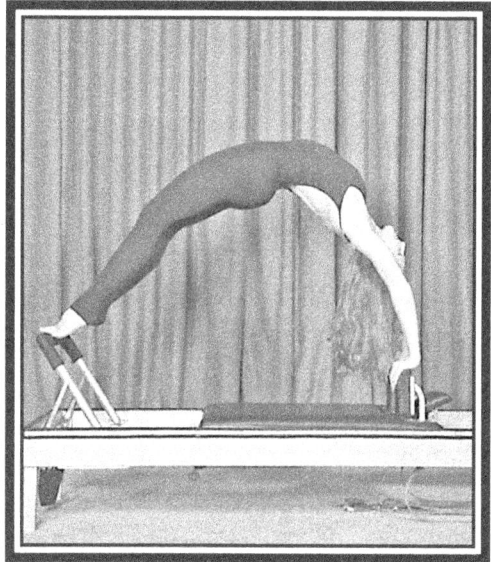

para capturar una buena técnica en la película. Una cosa es comprender y enseñar Pilates Clásico Puro y otra, muy distinta, es filmar el método tradicional y querer, al mismo tiempo, plasmar su espíritu y demostrar su integridad y precisión. Después de completar este proyecto, Romana dejó claro en varias ocasiones que no le gustaba filmar el método tradicional. Aunque nunca entró en detalles, mi presentimiento es que a Romana le parece que filmar el método supone una simplificación de su complejidad y de la destreza atlética. Es absolutamente cierto que el método Pilates tradicional se ve necesariamente comprometido cuando se graba, ya que lo que se muestra es una representación mermada. Viendo una película, es harto complicado captar todas las dimensiones, la energía y la intensa acción muscular del Pilates Clásico Puro, ya que las cualidades de los movimientos son muy sutiles y no siempre pueden ser captadas

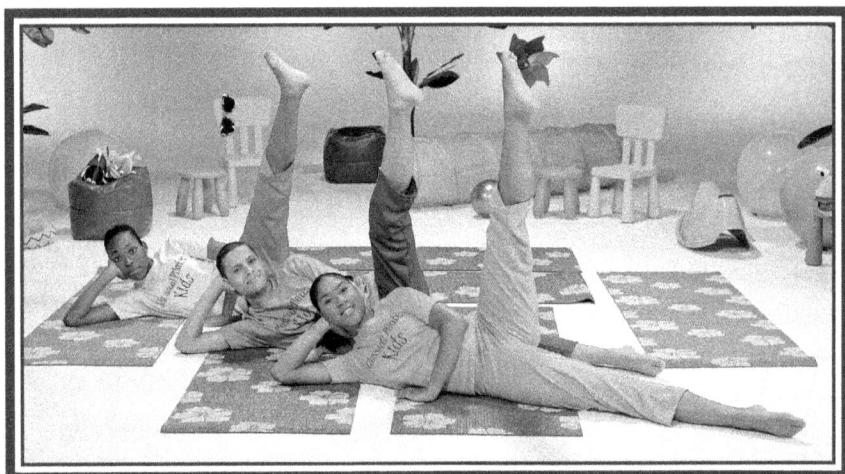

por el ojo del espectador. Estas mismas cualidades de movimiento, sin embargo, se perciben claramente cuando el estudiante practica y son los ojos de un instructor los que observan.

A pesar de lo anterior, y cuanto más rápidamente se desarrollaba la industria, a mí me parecía cada vez más urgente documentar la notable creación de Joseph Pilates en película. Los programas derivados del método se extendían y difundían con rapidez vírica. Así que un día, le pregunté a Romana si le gustaría dirigir un DVD para conservar el método tradicional, con los estudiantes que ella eligiese.

Ella, muy amablemente, me dió su consentimiento para seguir con mi propio proyecto y me concedió el uso de su nombre para una dedicación, si bien rechazó la oferta, alegando que estaba en aquel momento bajo contrato con *The Pilates Studio*, en la ciudad de Nueva York. Le di las gracias por su generosidad y comencé a pensar acerca de cómo iniciar este proyecto. El resultado fue la serie de seis DVDs bajo el nombre *Classical Pilates Technique*, que se describe al final de este libro.

Cuando me embarqué en el proyecto, no tuve nunca la intención de que los DVDs estuvieran a la venta. Mi intención era plasmar en película el método tradicional de Joseph Pilates, para que no se perdiera en la cada vez más extensa jungla de influencias derivadas, cuya popularidad no hacía sino que aumentar. En un principio, lo que pensé es que otros instructores podrían estar interesados en tener una copia. Después de haber producido el primer vídeo, en el que se mostraba un simple "esquema" visual del método tradicional, fueron muchos los instructores que pidieron copias. Regalé un montón de ejemplares como recuerdo. Al poco tiempo, las peticiones se desbordaron, lo que hizo patente que la necesidad existente era mucho mayor de la que yo inicialmente había contemplado.

Debido a asuntos familiares y cuestiones organizativas, a Romana le pareció que sería complicado continuar enseñándome. Con tono cariñoso me dijo: "Es hora de que despliegues tus alas. Todas las aves deben volar. Tú ya conoces el método, lo llevas dentro, es hora de que emprendas el vuelo". Romana me transmitió sus palabras con amor y bondad, y sin embargo, yo entendí su más obscura y desgarradora implicación. Con los años, su decisión me ha ocasionado corrientes de dolor, pero me consta que no soy el único. Hay muchos instructores leales, que aman y veneran a Romana y que mantienen el método puro. Estos instructores también se han encontrado en circunstancias similares. No hace mucho, mantuve una conversación telefónica con Romana y después tuvimos un encuentro en persona. Ella fue tan noble y amable como siempre. Me preguntó si me apetecía programar una lección alguna vez. ¡Por supuesto! En retrospectiva, tal vez una meta inmanente a cualquier maestro —o progenitor— es guiar al alumno hacia un lugar donde su papel como maestro ya no resulte necesario.

Proclamando la Importancia de la Tradición Original de Joseph Pilates

Es raro que alguien se ponga en contacto conmigo para preguntarme dónde puede encontrar un instructor con el que entrenar, que esté cualificado según el método tradicional. La realidad es que la mayor parte de las personas busca hacer ejercicio de manera económica, en algún sitio que les resulte práctico, otorgando mucha menos consideración a los parámetros de calidad o profesionalidad. Como persona, entiendo claramente este impulso, pues también yo soy consumidor de muchos productos y servicios: transporte, alimentación, ropa, comunicaciones, productos de oficina, etc. etc. etc. Está claro que la comodidad es un valor. Pero existen áreas en las que no estoy dispuesto a ceder; en lo que a salud y educación se refiere, busco exclusivamente lo que mejor cubra mis necesidades, independientemente de la conveniencia o el coste. Del mismo modo, si el alumno valora el método tradicional, la inversión que suponga practicar junto a un instructor tradicional merecerá mucho la pena.

Los instructores tradicionales no tienen la misma representación dentro del gran escenario de la comercialización y los programas derivados. El principal motivo de que esto sea así es que los instructores de Pilates Clásico Puro valoran y se centran más en el estudio, el entrenamiento, la enseñanza y la preservación de la obra. Sí, por supuesto que también administramos y promovemos nuestros negocios, pero estas actividades no exceden nuestro compromiso con la preservación y la enseñanza del trabajo tradicional. Estamos dedicados al método tradicional de Joseph Pilates, a las enseñanzas de Romana y a las enseñanzas de Jay. Y si bien es cierto que los instructores tradicionales no suelen poner una intensa concentración en la comercialización de sus negocios, también lo es que estamos creciendo en número y comenzando a compartir nuestro conocimiento colectivo con el mundo. A pesar de la existencia de algunas diferencias dentro de la "familia" de los instructores tradicionales, los obstáculos que tendremos que superar en la profesión mientras nos involucramos con el patrimonio de Joseph Pilates son aún mucho más destacables.

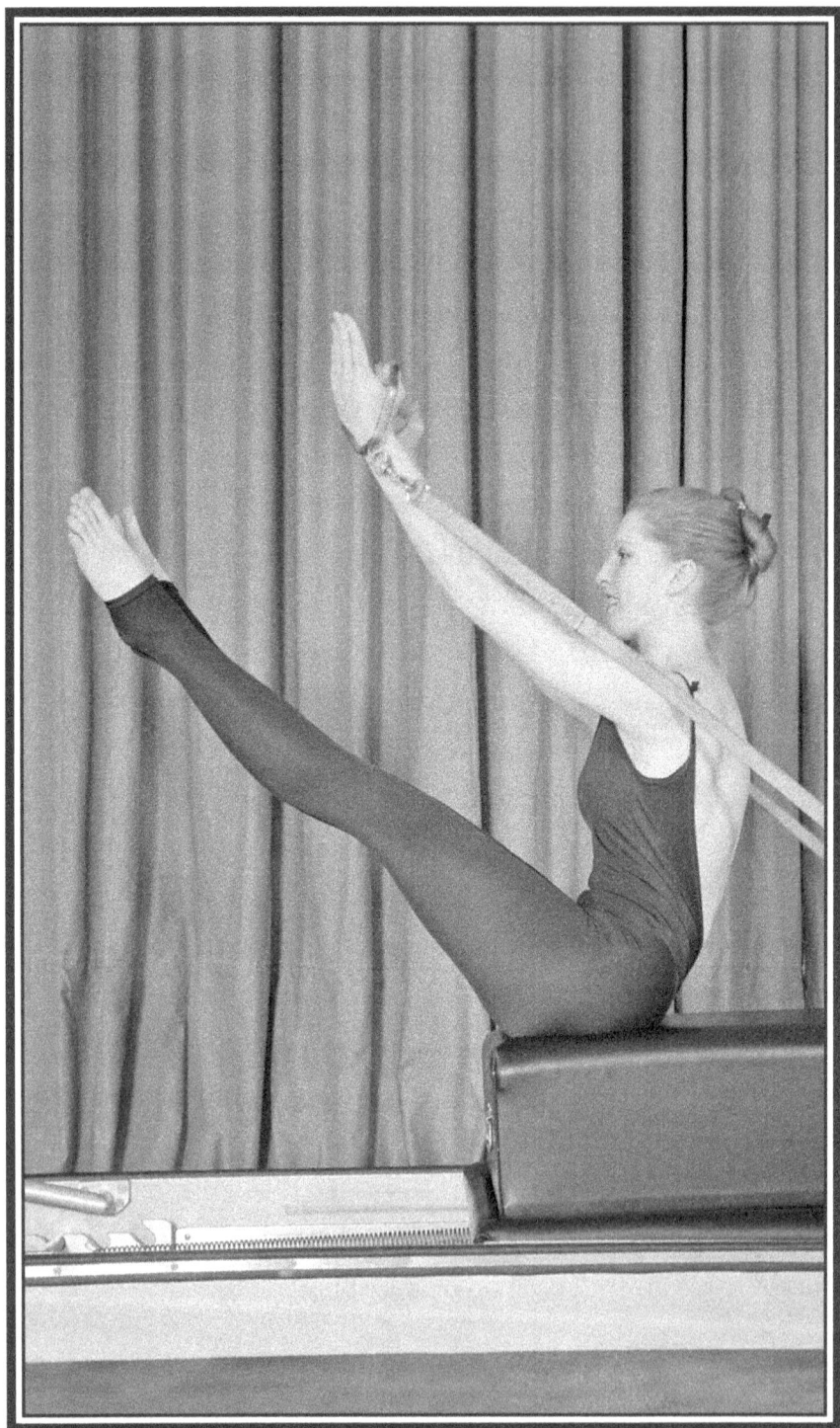

Capítulo 8

Pautas para la Excelencia: Conducta en el Estudio, Consejos Básicos y Propuesta de un Código Ético

Los estudios que enseñan el método tradicional son particulares. Idealmente, honran la tradición de Joseph Pilates, al tiempo que inculcan respeto y decoro. Estos estudios tradicionales poseen altos estándares de excelencia y, en conjunto, respetan la comunicación oral de las enseñanzas de Joseph Pilates y están plenamente comprometidos con su indivisible técnica clásica.

En los estudios tradicionales, ¡el ego se deja en la entrada! De los estudiantes se espera un esfuerzo y entrega total ante los retos que les presentan sus profesores, quienes son al mismo tiempo exigentes, cordiales, y alentadores. Si bien existe cierto espacio para el trabajo creativo en el arte de Joseph Pilates, la relación profesor-alumno no es democrática. Los estudiantes deben respetar la tradición y adaptarse al método tradicional, con el fin de obtener los mejores beneficios en materia de salud y bienestar.

Conducta en el Estudio Tradicional

Las personas que hayan hecho gimnasia, practicado artes marciales, deportes organizados o danza, estarán familiarizados con los protocolos de sus disciplinas. Si usted mismo cuenta con un historial de movimiento, sin duda esas experiencias podrán transferirse a los protocolos de un estudio tradicional. Del mismo modo que, si no cuenta con una experiencia previa de entrenamiento en alguna disciplina física, es posible que no esté preparado. Por ejemplo, los nuevos estudiantes llegan a su clase y a veces ponen las mochilas, bolsas de deporte, bolsas, bolsos, maletines o portafolios directamente sobre los aparatos tradicionales. Esto es antihigiénico e inapropiado, porque la parte inferior de cualquier bolsa de transporte está sucia. Es importante que los estudios tradicionales mantengan un nivel adecuado de limpieza, sobre todo porque durante los entrenamientos pondremos nuestros brazos, piernas y caras sobre el equipamiento.

Cuando las personas apoyan bolsas de la compra, bolsas de mano o carteras sobre los aparatos tradicionales, están siendo desconsideradas con la seguridad y la higiene de los demás. En segundo lugar, no son conscientes de las diferentes convenciones que pueden existir en el estudio tradicional. Ante cualquier nueva situación, resulta prudente actuar de manera respetuosa, haciendo preguntas acerca de los hábitos y costumbres. La misma idea se aplica a las personas que se sientan, se tumban o están de pie sobre el aparato mientras van vestidos de calle, con ropa que también podría estar sucia del trabajo o del uso diario normal. Lo crea o no, yo he llegado a ver personas ya experimentadas hacer exactamente lo que describo, nada más entrar en un estudio tradicional. Por lo tanto, por favor, no use ropa de calle mientras está sentado o recostado sobre cualquier aparato tradicional.

En los estudios tradicionales hay otra regla muy importante, relativa a la seguridad, y es que ningún estudiante debe empezar a usar un aparato sin la supervisión directa de un instructor, a menos que tenga autorización previa para un entrenamiento en solitario, y en cualquier caso, después de haber tomado 30 o más horas de clases particulares. El Pilates

Clásico Puro resulta exigente y es posible lesionarse. A mí, sin ir más lejos, se me resbaló un día la mano mientras practicaba el ejercicio de *Front Split* y me caí del *Reformer*, directamente al suelo. En otra ocasión, me caí accidentalmente sobre el carro del *Reformer* mientras demostraba el ejercicio de *Snake/Twist*, porque me resbaló la mano sobre la hombrera. En otra sorpresa, mi pie se resbaló de la barra de pies, mientras ejecutaba el *Semi-Circle*. A lo largo de los años, he visto cómo otros instructores experimentados resbalaban y se caían de los distintos aparatos. Por ello, los estudiantes deben aprender y estar acompañados de un instructor.

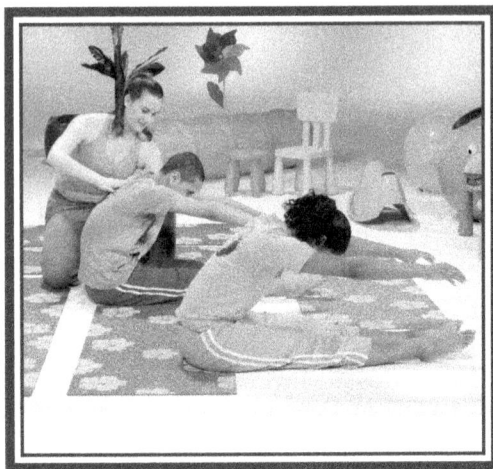

Los estudiantes también necesitan acompañamiento para aprender correctamente el método tradicional, corregir los malos hábitos y aumentar el dominio técnico. En numerosas ocasiones, he visto a estudiantes con una formación insuficiente empezar a usar aparatos tradicionales antes de la llegada de su instructor. Esta práctica no es segura y los estudiantes no recibirán el beneficio de la instrucción para aprender correctamente el método tradicional.

Otro área de conducta apropiada en los estudios es el de la cancelación estándar de 24 horas. Si usted cancela su cita con menos de 24 horas de antelación, entonces deberá pagar la clase entera, independientemente del motivo por el cual cancele. Aunque es una norma establecida en casi todas las profesiones, los estudiantes, por desgracia, no siempre la respetan. A menudo, los estudiantes piden a sus profesores —o al jefe de administración— que les eliminen el cargo por cancelación tardía. Los estudiantes deben tener consideración hacia los instructores, que se ganan la vida mediante la enseñanza del Pilates Clásico Puro, y hacia los propietarios de los estudios, que deben pagar a sus instructores por cada hora que no se haya cancelado adecuadamente. Con el fin de animar a los estudiantes a considerar cuidadosamente sus prioridades y respetar el tiempo de un instructor de la misma manera que respetarían la de un médico, un dentista o un abogado, a los estudiantes se les cobrará por las citas canceladas en el último momento.

Lista de Comprobación para un Mundo Ideal: Pilates Clásico Puro: Qué Hacer y Qué No Hacer

Qué hacer como Instructor Tradicional:

- Obtener una educación apropiada y una certificación (con un mínimo de 600 y hasta más de 1.000 horas de aprendizaje) a través de programas de formación que figuren en el Directorio de Instructores de Pilates Clásico Puro.
- Buscar educación continua asistiendo a clases, seminarios y talleres.

- Consultar el código de ética propuesto en el libro *Descubriendo el Pilates Clásico Puro*, que tiene como objetivo proteger, del mejor modo posible, los intereses y el bienestar de los estudiantes.

- Respetar los valores originales, los principios y la técnica desarrollada por Joseph Pilates.

- Derivar a los estudiantes para que consulten con un especialista médico adecuado, cuando su situación o sus síntomas requieran de una segunda opinión o tratamiento.

- Utilizar únicamente aparatos tradicionales de Pilates.

- Promover los valores, principios y técnicas del método tradicional de Joseph Pilates por uno o varios cauces, como la enseñanza, la escritura, la expresión oral, la edición, la publicidad y la organización de talleres.

- Usar el sentido común en lo que respecta a la seguridad y la enseñanza.

Qué no hacer como Instructor Tradicional:

- Ofrecer certificaciones para un único aparato, incluida la certificación de *Mat*, o recomendar derivaciones del Pilates.

- Alterar significativamente la técnica tradicional y sus modificaciones estándar para satisfacer una creatividad fuera de lugar, el aburrimiento o peticiones de los estudiantes.

• Practicar o crear técnicas derivadas, híbridas o comerciales del Pilates.

Qué hacer como Estudiante Tradicional:

• Buscar la educación y la certificación de aprendizaje (con un mínimo de 600 y hasta más de 1.000 horas), mediante programas de capacitación que aparezcan en el Directorio de Instructores.
• Estudiar con instructores que cuenten con formación, educación y equipamiento tradicionales.
• Desarrollar un aprendizaje activo en el que se participe haciendo preguntas.
• Usar el sentido común en materia de seguridad y entrenamiento.
• Tener una comprensión inicial del código de ética profesional propuesto para los instructores tradicionales.

Qué no hacer como Estudiante tradicional:

• Inscribirse en cursos de certificación de un solo aparato o afiliarse a las organizaciones de programas derivados.
• Practicar enfoques derivados del método tradicional.
• Usar ropa inadecuada, utilizar aparatos derivados o recurrir a otros materiales para el entrenamiento y la educación.
• Estudiar con instructores sin haber antes investigado

- sus antecedentes y su capacitación, para comprobar su idoneidad profesional.
- Sacrificar la históricamente exacta técnica por ejercicios derivados que puedan parecer "más fáciles" o "mejores".

Pilates Clásico Puro: Propuesta de un Código Ético

A lo largo de la historia, los grupos de individuos que compartían unos valores, acciones o propósitos comunes, han creado códigos de conducta o códigos éticos. Desde el personal militar hasta las órdenes religiosas; desde los profesionales médicos hasta los periodistas y desde los tratados internacionales entre las naciones hasta las organizaciones privadas fraternales, el desarrollo de un código de ética sólido ayuda a guiar las actividades profesionales cotidianas y provee soluciones a las incertidumbres cuando se plantean dilemas morales.

Las guías éticas que a continuación se presentan fueron adaptadas a partir de tres organizaciones (La Sociedad Americana de fisiólogos del ejercicio, La Sociedad Americana de Psicología, e IDEA Sociedad de Salud y de Aptitud Física). Estas guías comprenden una propuesta tentativa, un punto de partida para los instructores, para discutir las ventajas y limitaciones de estas condiciones y precisar conceptos con el tiempo.

ACUERDO

1. Los instructores son de buen carácter moral y se esfuerzan en beneficiar a sus estudiantes. Los instructores también tienen cuidado de no perjudicar.

2. Los Instructores establecen relaciones de confianza con los estudiantes, colegas y otros profesionales.

APTITUD Y ACCESO JUSTO

3. Los instructores son profesionales y educadores altamente capacitados en el método tradicional de Joseph Pilates y son responsables de la aptitud profesional en la práctica y la enseñanza.

4. Los instructores enseñan la práctica del acondicionamiento físico, además de comunicar su conocimiento en lo relacionado con la educación, prevención, rehabilitación y/o servicios de investigación, de manera equitativa entre todas las personas, independientemente de su condición social o económica, edad, sexo, raza, origen étnico, origen nacional, religión, incapacidad, valores, actitudes u opiniones.

EDUCACIÓN

5. Los instructores habrán seguido un mínimo de 600 horas lectivas junto a un profesor tradicional de primera o segunda generación, y deberán mantener su alta competencia profesional mediante la formación continuada.

6. Los instructores son alentados a dar talleres y clases del método Pilates a diversos profesionales del sector, incluyendo especialistas en el cuidado de la salud y la condición física, la medicina preventiva, la rehabilitación, la educación y la investigación.

7. Los instructores deben respetar y proteger la privacidad, los derechos y la confidencialidad de todas las personas, no revelando información de los estudiantes, a menos que sea requerido por la ley o cuando la confidencialidad ponga en peligro la salud y la seguridad de los demás.

INSTRUCCIÓN

8. Los instructores aportan modificaciones a los ejercicios, para dar cabida a las variantes individuales de aptitud, las limitaciones y la previa experiencia.

9. Los instructores recomiendan productos o servicios sólo si van a beneficiar a la salud de un estudiante o a su bienestar y no porque su recomendación les beneficie, económica o laboralmente, a ellos mismos o a su empleador.

10. Los instructores eligen ejercicios para los individuos y grupos basados en la técnica tradicional, la seguridad y la eficacia. Ellos no permiten que la creatividad comprometa la técnica tradicional, la seguridad ni la eficacia.

ÁMBITO DE SERVICIOS

11. Los instructores proveen servicios y enseñan sólo dentro de los límites de sus aptitudes, las cuales están basadas en su educación, su entrenamiento, su experiencia supervisada, su tiempo de consulta, sus estudios y su experiencia profesional. Por ello, los instructores trabajan solamente en el ámbito de sus conocimientos y habilidades y, cuando es necesario, derivan a los estudiantes a la consulta de otro profesional.

RESPONSABILIDAD

12. Los instructores se preocupan porque sus colegas cumplan el código ético profesional. Los instructores resuelven esas cuestiones de manera informal tratándolas con la persona afectada o con un supervisor.

13. Los instructores contribuyen al desarrollo permanente y la integridad de la profesión siendo responsables, dándose mutuo apoyo y comunicando de manera cierta y precisa su cualificación, o cualquier otro requisito, a los colegas y socios de los centros deportivos, a los servicios preventivos, de investigación, educación o rehabilitación.

PROFESIONALIDAD

14. Los instructores no explotan a las personas sobre las que tienen una autoridad o control de evaluación o supervisión, como puedan ser estudiantes, personal supervisado y empleados.

15. Cuando los instructores prestan servicios de enseñanza, ellos obtienen el consentimiento informado de la persona o personas utilizando un lenguaje que resulte razonable y comprensible para esa persona o personas, salvo cuando —por mandato de ley o regulación gubernamental— estas actividades se realicen sin consentimiento.

16. Los instructores no acosan sexualmente. El acoso sexual consiste en la incitación sexual, los acercamientos físicos, la conducta verbal o no verbal de naturaleza sexual, que se produce en relación con las actividades del instructor o su papel como instructor, y que (a) no es bienvenido, es ofensivo o crea un ambiente hostil en el lugar educativo o laboral, y el instructor lo sabe o se le ha comunicado; o (b) es lo suficientemente grave o intenso como para resultar abusivo para una persona razonable, en un contexto determinado. El acoso sexual puede darse por un solo acto intenso o grave, o por una serie de múltiples actos persistentes o dominantes.

17. Finalización de los Servicios: (a) Los instructores podrán poner fin a la enseñanza o servicios de formación cuando sea razonablemente claro que el estudiante (o aprendiz) ya no necesita el servicio, ya no es probable que se beneficie, o está siendo perjudicado por la continuidad del servicio; (b) Los instructores podrán dar por terminada la instrucción cuando se sientan amenazados o en peligro por parte del alumno u alguna otra persona con la quien el estudiante tiene una relación; (c) Excepto cuando las acciones de los estudiantes o de terceros pagadores se opongan a ello, los instructores deberán dar suficiente tiempo de preaviso antes de la finalización del acuerdo, y sugerir otros proveedores de servicios, según corresponda.

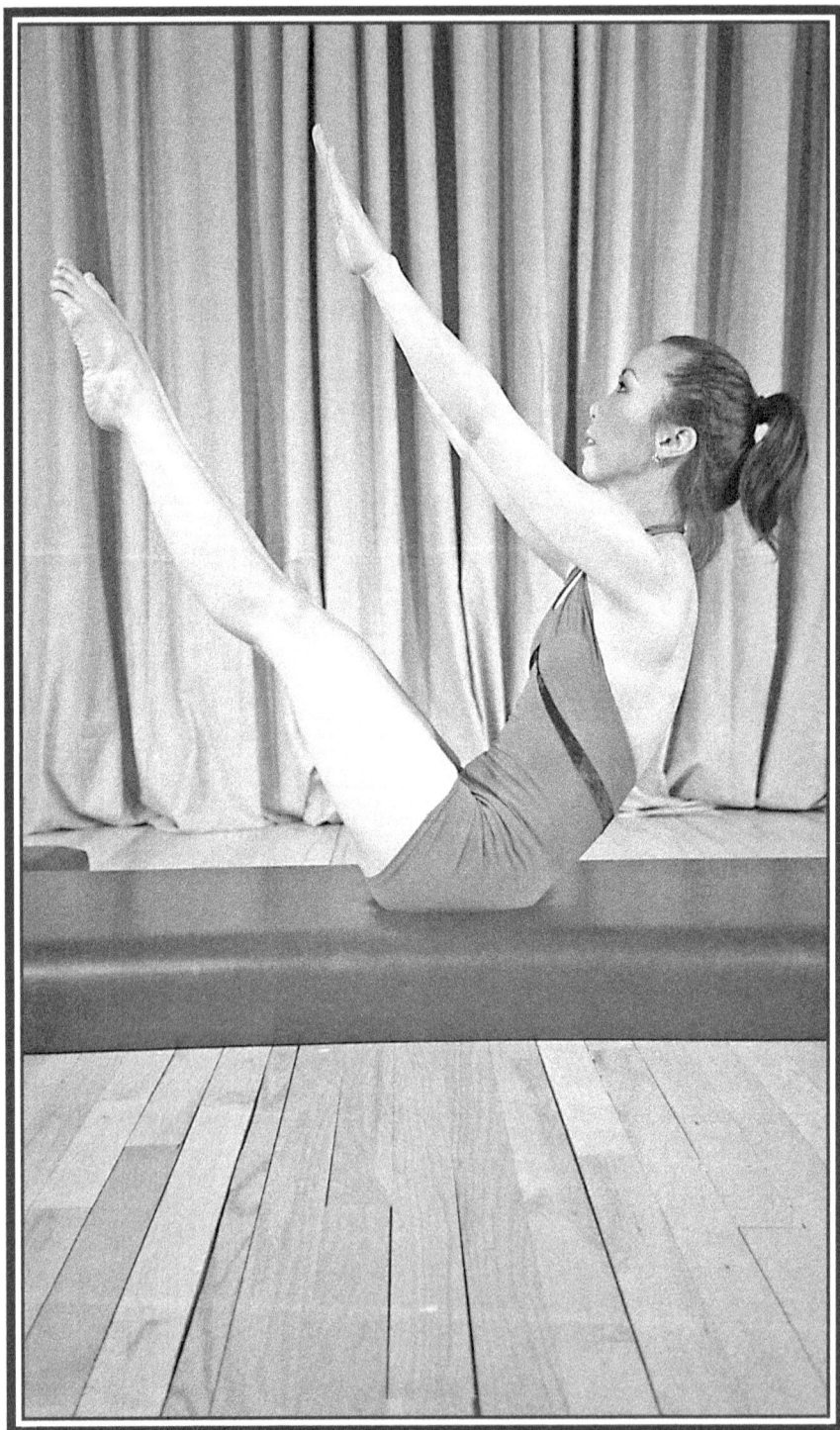

Epílogo

Una Llamada para el Regreso a los Clásicos

Llegar a enseñar y comprender en profundidad el método tradicional de Joseph Pilates requiere de muchos años de estudio, práctica y formación continuada. Tal y como he apuntado con anterioridad, es importante conceptualizar el método tradicional de Joseph Pilates como un *sistema único e indivisible*, lo que implica que existe un orden y una coherencia inherentes a los ejercicios, que están ligados y resuenan en armonía y donde ninguno trabaja en contra del otro. La progresión de cada ejercicio forma una secuencia epigenética, o lo que es lo mismo, cada conjunto de ejercicios se basa y requiere del dominio del conjunto anterior.

Para honrar el trabajo de Joseph Pilates y su contribución esencial a la salud y al bienestar, tenemos que seguir aprendiendo, creciendo y evolucionando dentro del método tradicional. De este modo, podremos lograr adquirir la vitalidad, el equilibrio, la fuerza y la coordinación que él se proponía. Aquellos que consideran el Pilates Clásico Puro como un tipo de ejercicio recreativo, como una actividad de auto-ayuda, o simplemente como un ejercicio de moda, no consiguen apreciar plenamente su valor. Precisamente porque el trabajo de Joseph Pilates tiene como objetivo la coordinación fina entre el cuerpo, la mente y el espíritu —a través de un amplio vocabulario de movimiento y orden de las secuencias—, se hace posible distinguir el método tradicional de cualquier otro acondicionamiento físico genérico, entrenamiento físico general y de las tendencias recreativas orientadas a que los consumidores de ejercicio mejoren su estado de forma.

Los instructores de fitness y otros profesionales de diferentes programas y maneras de acondicionamiento físico pueden mostrarse escépticos a la hora de entender por qué la formación en el método tradicional de Joseph Pilates ha de ser tan extensa. Si es usted de los que piensa que enseñar Pilates Clásico Puro no es una verdadera profesión, y que el tiempo, el esfuerzo y el dinero empleado para la formación no valen la pena, o si es de los que opina que los profesores tradicionales no causan un efecto significativo sobre las vidas de los demás, que sepa que ¡se equivoca! Y, ¿cómo puedo estar tan seguro de esto? Porque yo he hecho ambas cosas. Y estoy aquí para decirles que no sólo la enseñanza es tan valiosa como la de mi profesión como psicólogo y mi formación tan agotadora, sino que incluso es comparable en cuanto a los efectos positivos que causa sobre la vida de las personas.

Para mucha gente, la perspectiva de tener que atravesar una formación tan amplia para convertirse en un instructor tradicional puede parecer, en el mejor de los casos, demasiado intervencionista y en el peor de los casos, una mala inversión. Después de todo, ¿por qué trabajar tan diligentemente para poder enseñar de forma competente el Pilates Clásico Puro, cuando las recompensas monetarias son relativamente modestas? La respuesta es que somos profesionales de la salud, que tenemos un compromiso de ayudar a otros a alcanzar su pleno potencial como seres humanos.

Hay cientos, por no decir miles, de instructores que poseen

un don natural. Como profesionales de la salud, nosotros guiamos a otros hacia la salud y el bienestar, al mismo tiempo que preservamos el conocimiento y la habilidad del sistema tradicional de Joseph Pilates. Es el amor hacia el Pilates Clásico Puro, la extensa educación, la pasión por desarrollar la habilidad profesional y la exuberancia de compartir este trabajo con otros, lo que define a los miembros del Directorio de Instructores como "los guardianes de la llama".

Los miembros del Directorio de Instructores conforman una "familia" mundial, que comparte los mismos valores con relación al Pilates Clásico Puro. Buscamos profundamente dentro del método tradicional para conseguir una buena sesión de ejercicios y aún más profundamente, para autoanalizarnos, crecer, curarnos y volver a sentirnos completos. El método tradicional de Joseph Pilates nos ayuda también a lidiar con los problemas de la vida cotidiana. Los tradicionalistas continúan, naturalmente, estudiando y entrenando con maestros de capacitación del Directorio de Instructores. Como familia mundial, nos es perjudicial dividirnos por posibles conflictos secundarios que surjan entre nosotros. Tenemos encargada una misión mucho más grande e importante, que es la de continuar siendo positivos, apoyarnos mutuamente y compartir nuestro conocimiento con el mundo.

Cuando los tradicionalistas comparten sus conocimientos entre sí, surgen situaciones interesantes. Lo que yo he podido ver me demuestra que, cuando los instructores no tradicionalistas empiezan a estudiar Pilates Clásico Puro, cuando comienzan a experimentar sus extraordinarios beneficios, frecuentemente se sienten fortalecidos, incluso hambrientos de aprender más sobre el método tradicional. A veces, dichos instructores se sienten frustrados y decepcionados, porque su anterior formación en Pilates derivado no era comparable con el método tradicional de Joseph Pilates.

En contraste con los enfoques derivados, el valor y los beneficios del sistema indivisible de Joseph Pilates no pueden ser exagerados: simplemente logramos una mejor coordinación de cuerpo y mente, un aumento en el estado de alerta, una mejor preparación para la acción o para las emergencias, tenemos una mejor postura, prevenimos lesiones y fortalecemos la autoestima, por nombrar sólo algunas de sus bondades. Los enfoques derivados no son capaces de proporcionar los tan destacables beneficios para la salud que aporta el método tradicional de Joseph Pilates, del mismo modo que en sus programas de capacitación de maestros no son capaces de realizar una selección en función de la devoción y la pasión de los candidatos. Estos dos elementos se encuentran sólo en los instructores leales que figuran en el Directorio de Instructores.

Hay buenas noticias en medio de la cacofonía de los programas derivados: muchos potenciales estudiantes y aprendices están empezando a "separar el trigo de la paja", haciendo preguntas específicas para identificar a los instructores más cualificados. Los futuros estudiantes y aprendices están buscando respuestas a preguntas como las siguientes:

- *¿Qué programa de capacitación de maestros siguió mi profesor?*
- *¿Mi instructor completó un programa de capacitación integral?*

Epílogo

- *¿Qué enfoque o estilo de Pilates estudió mi profesor?*
- *¿Cuántas horas de aprendizaje hizo?*
- *¿Cuántos años de experiencia en la enseñanza tiene mi instructor?*
- *¿Está el estudio afiliado con a un programa de formación específico?*
- *Si es así, ¿a cuál?*

Plantear estas preguntas al propietario del estudio al que usted acude, o al jefe de monitores, podría resultar de utilidad.

Avivando la Llama: El Futuro del Pilates Clásico Puro

Ahora que ha descubierto las dimensiones esenciales del Pilates Clásico Puro, ¡siga adelante y utilice esta información para educar e integrar su cuerpo, su mente y su espíritu con vigoroso entusiasmo!

Recomiendo a todos —los que recién empiecen, los estudiantes, los aficionados, los profesores y los entrenadores de profesores— que continúen en el camino de la técnica del Pilates Clásico Puro, ya que el método tradicional de Joseph Pilates es el que le aportará beneficios físicos y mentales más completos. Sáquele partido al Directorio de Instructores y aspire al mejor entrenamiento posible.

Si los buscadores de luz y los guardianes de la llama se únen —a corazón abieto, con intención pura y respetuosos de las costumbres— la experiencia del Pilates Clásico Puro puede ser cálida, quemando calorías mientras se trazan senderos hacia una mente y un espíritu más sanos.

Mirando hacia el futuro, debemos entender que el Pilates Clásico Puro está en manos de los fieles tradicionalistas, que enseñan el método tradicional con amor y habilidad. Somos los herederos de la tradición sagrada de Joseph Pilates, porque trabajamos para ello, lo conservamos y lo compartimos con el mundo. Después de todo, esto es lo que Romana, Jay y Kathy han hecho durante décadas. Continuemos disfrutando y "viviendo el movimiento", mientras compartimos la responsabilidad de llevar el Pilates Clásico Puro hacia las generaciones futuras, con fuerza y elegancia. Como Romana decía: "Si usted es fiel a Pilates, Pilates le será fiel a usted".

Joseph Pilates, el propio maestro, pasó la antorcha a unos pocos pero dedicados y fieles protegidos. El trabajo de éstos, a lo largo de las décadas, ha avivado las llamas de nuestro conocimiento, la tradición y la transformación individual. Tengo fe en que la obra pura seguirá creciendo, pues veo cómo se entiende cada vez mejor y cómo el público va disfrutando de su práctica.

Espero que, también usted, mantenga fuerte la llama para futuras generaciones, mientras vive esa luz de inspiración.

Bibliografía

Adler, Mortimer J. (1982) *The paideia proposal, an educational manifesto*. Publicado en Nueva York por: Macmillan Publishing Co.

Ahern, Elizabeth Lowe. (2006) *The Pilates method and Ballet Technique: Applications in the Dance Studio.* The Journal of Dance Education, vol. 6, no. 3, 2006.

American Psychological Association Code of Ethics. www.apa.org/ethics/code.html.

American Society of Exercise Physiologists Code of Ethics. www.faculty.css.edu/tboone2/asep/ethics.htm.

Answers.com. Definition of Periodic Table of Elements. www.answers.com/topic/periodic-table.

Aries, Philippe; Duby, Andre and Veyne, Paul. (1987) *A history of private life, volume i, from pagan Rome to Byzantium (history of private life)*. Cambridge, Massachusetts: Harvard University Press.

Asthma Care Ireland. (2008) *Breath hold as a determinant of performance in sports.* www.asthmacare.ie.

Chang, Aileen. (2008) Consultora. Arlington, Virginia. Achang429@yahoo.com.

Crittenden, Jack. (2008) *Civic education*. Encyclopedia de Filosofía de Stanford en línea.

Fiasca, Peter. (1992) *A Research Study on Anxiety & Movement*. Tesis Doctoral.

Franklin, Eric. (1996) *Inner focus, outer strength*. Publicado en Hightstown, NJ, por: Princeton Book Company.

Friedman, P., and Eisen, G. (2005). *The Pilates method of Physical and mental conditioning*. Publicado en Nueva York por: Viking Penguin Publishers.

Franks, Julie (2008) Consultora Editorial. jf642@columbia.edu.

Horney, Karen. (1950) *Neurosis and human growth*. Publicado en Nueva York por: W.W. Norton Company.

Horney, Karen. (1945) *Our inner conflicts*. Publicado en Nueva York por: W.W. Norton Company

I ching, or the book of changes. (1979) Publicado en Princeton, NJ por: Princeton University Press.

IDEA Health and Fitness Association Code of Ethics. www.ideafit.com/code_ethics.asp.

Jaeger, Werner. (1979) *Paideia, the ideals of Greek Culture*. Publicado en Nueva York por: Oxford University Press.

La Biblia, Letra Grande. Edición revisada 1995. Texto íntegro traducido del hebreo y del griego. Publicadores y Coeditadores: San Pablo y Editorial Verbo Divino.Edición XXIX. Impreso en España.

Bibliografía

Mayers, Lester B., and Rundell, Kenneth W. (2008)
"Exercise-Induced Asthma",
American College of Sports Medicine. www.acsm.org

MedLine. (2008) Definition of rapid shallow breathing.
U.S. National Institutes of Health Medical Dictionary.
www.nlm.nih.gov/medlineplus/ency/article/007198.htm.

Nagel, R., Frey, R., and Betz, D.C. (2007) *Digestive system to the skeleton.* Publicado en Farmington Hills, MI.

Pilates, J.H., and Miller, J.M. (2000) *Return to life through Contrology.* Incluido dentro de *The complete writings of Joseph H. Pilates.* Editado por: Sean P. Gallagher, y Romana Kryzanowska. Publicado en Filadelfia por: BainBridge Books.

Pilates, J.H., and Miller, J.M. (2000) *Your health: A Corrective System of Exercising that Revolutionizes the Entire Field of Physical Education.* Incluido dentro de *The complete writings of Joseph H. Pilates.*
Editado por: Sean P. Gallagher, y Romana Kryzanowska. Publicado en Filadelfia por: BainBridge Books.

Siegle, L. (2005) *The encyclopedia of muscle and skeletal systems and disorders.* Publicado en Chicago por: Facts on File Publishers.

Sivananda, Sri Swami. (Buddhist date 5,000.11.71) *Science of yoga,* Vol. I Durban, Publicado en África del Sur por: Sivananda Press.

Suzuki, D.T., Fromm, E., and De Martino, R. (1970) *Zen Buddhism and psychoanalysis.* Publicado en Nueva York por: Grove Press.

Tzu, Lao. 91997) *Tao te ching*.
Publicado en London por: Vintage Publishers.

Ungaro, Alycea. (2008) Consultora. Real Pilates.
177 Duane Street, New York, NY 10013. 212.625.0777.
www.realpilatesnyc.com. info@realpilatesnyc.com.

West, John B. (2000) *Respiratory physiology: the essentials*.
Sexta edición. Publicado en Baltimore por
Lippincott Williams & Wilkins Publishers.

Weinberg, George. (1985*) The heart of psychotherapy*.
Publicado en Nueva York por: St Martin's Press.

Whipp, B.J. (2008) "Breathing During Exercise."
www.answers.com.

Whitacre, Paula Tarnapol. (2008) Consultora Editorial.
www.fullcircle.org. ptw@fullcircle.org.

Apéndice

Directorio de Instructores
ClassicalPilates.net

El Directorio Mundial de Instructores lista a más de 1.000 profesionales que completaron su formación integral con los profesores más distinguidos de la 1ª y 2ª generación de instructores tradicionales, cuyo propio linaje de formación viene directamente de Joseph y Clara Pilates. Puede encontrar los datos de estos instructores en la página web classicalpilates.net, dentro de la sección "Directorio de Instructores". En esta misma página, y dentro de la sección *"Training"*, podrá informarse sobre los mejores programas de formación de profesorado.

¿Qué distingue al Directorio Mundial de Instructores tradicionalistas de la web *Pure Classical Pilates*?

• Incluye a los profesionales a nivel mundial más ampliamente capacitados y con experiencia profesional en Pilates Clásico Puro.
• La membresía es gratuita. No hay cuotas ni pagos que fomenten una organización jerárquica que busque establecer políticas o financiación. El único interés es el de ayudar a preservar y promover el método tradicional de Joseph Pilates y a los instructores que lo practican.

- Para formar parte hay que haberse capacitado con el método tradicional, en linaje directo de Joseph y Clara Pilates.
- La membresía requiere la terminación de, al menos 600 (hasta más de 1.000) horas de aprendizaje junto a un instructor que figure previamente en el Directorio de Instructores.
- Ofrece una maravillosa oportunidad de establecer contactos con colegas de ideas afines en el método tradicional.
- Es una gran fuente de referencia para los estudiantes que viajan y desean tomar clases mientras están de vacaciones o trabajando itinerantes.

Una Colección de Pilates Clásico Puro: Los Principios cobran Vida en DVD

Advertencia
- *Estos DVDs no tienen la intención de ser utilizados para el tratamiento de ninguna lesión.*
- *No deben ser utilizados en sustitución de atención médica.*
- *Consulte siempre a su médico antes de iniciar cualquier programa de acondicionamiento físico.*

La colección de DVDs *Classical Pilates Technique* es un glosario de vocabulario de movimiento de gran precisión histórica, pero ¡ni mucho menos lo abarca todo! El Pilates Clásico Puro tiene un número infinito de matices y variaciones que los tradicionalistas deben seguir investigando en nuevos DVDs, artículos de investigación, libros y otros medios de comunicación. Probablemente se necesitaran décadas de trabajo para registrar la amplitud y profundidad del método tradicional de Joseph Pilates. Incluso, aún después de décadas de rodaje y de investigación, será imposible captar todos los aspectos del método tradicional. Pero aún así, podemos continuar progresando hacia una comprensión más completa de la obra.

El conjunto de seis DVDs titulado *Classical Pilates Technique* tiene sus limitaciones, pero sigue siendo útil como material de referencia o de formación. Sin duda, los DVDs sólo deben ser utilizados como fuente secundaria de aprendizaje, ya que siempre es mejor estudiar con un instructor tradicional que figure en el Directorio de Instructores.

Aunque el Pilates Clásico Puro es una actividad intrínsecamente comunicativa y cooperativa que requiere contacto físico mediante las manos, hay un lugar relevante para la filmación de la correcta articulación y el perfeccionamiento de cada ejercicio, así como la dinámica adecuada y las suaves transiciones. También es inspirador ver la serie completa de ejercicios en el sistema tradicional.

Si los estudiantes o los profesores sólo han sido expuestos a ejercicios (o rutinas) de nivel básico o intermedio, ¿cómo es posible inspirarles para que deseen aprender y avanzar hacia metas más allá de su nivel actual? La técnica, en este caso, no consiste únicamente en ejecutar ejercicios, sino que se refiere a la incorporación profunda de la mente, el cuerpo y el espíritu, además de involucrar la imaginación para sostener la evolución de uno mismo hacia la profundización del auto-conocimiento y la ampliación de un arte deportivo. La verdadera naturaleza y el objetivo del método tradicional de Joseph Pilates es nada menos que convertirse en un ser humano más completo.

Si una persona no vive cerca de un instructor tradicional, o carece del tiempo o los recursos económicos para asistir a clases, aprender con DVDs puede ser mejor que nada, siempre y cuando el espectador trabaje de forma segura, conservadora y con sentido común. Mi esperanza es que los espectadores se sientan inspirados para encontrar a un instructor altamente cualificado en el Directorio de Instructores y que estudie Pilates Clásico Puro.

Los DVDs de *Classical Pilates Technique* exponen una progresión de ejercicios seguros y efectivos para la mente y el cuerpo, con los que poner a tono la musculatura y elevar el espíritu, sin dejar de ser fiel a la pura forma clásica de Joseph Pilates. Los DVDs de *Classical Pilates Technique* son el complemento a este libro y los que muestran cómo se lleva a la práctica lo que aquí se narra. Al producir y ofrecer estas herramientas educativas para el mercado, me siento profundamente agradecido de poder desempeñar un papel en la preservación de la filosofía y la técnica de Joseph Pilates. Esta colección de DVDs incluye:

- *Classical Pilates Technique, con consideraciones para el Cuello y la Espalda.*

Este DVD contiene una sección completa de Pre-Pilates, así como tres niveles de Pilates Clásico para colchoneta

(*Mat*), con ejercicios modificados para facilitar la seguridad y estabilidad el cuello y la espalda, mientras que se disfruta de un entrenamiento refrescante. Otro de los objetivos de este programa es el de ayudarle a incrementar con seguridad su energía, fuerza, resistencia, coordinación y flexibilidad en todo el cuerpo.

• *Classical Pilates Technique:*
 Ejercicios para Niños y Jóvenes

Este DVD muestra un maravilloso programa de ejercicios seguros y eficaces de Pilates Clásico para niños de 5 a 12 años y entrenamientos para jóvenes de entre 13 y 17 años de edad, con los que ayudar a mejorar: la Imagen Personal Corporal, la Concentración Mental, la Prevención de Lesiones, la Resistencia y la Flexibilidad, el Control del Peso, la Autoestima y la Confianza en sí mismo, la Coordinación y el Equilibrio.

• *Classical Pilates Technique:*
 Serie Completa de Entrenamiento en Mat

Es un vídeo muy vendido, que muestra los siguientes niveles:
Básico-Modificado, Básico, Intermedio, Avanzado y los entrenamientos Súper-Avanzados. Todos los entrenamientos demuestran las formas puramente clásicas del método de Joseph Pilates y se realizan en tiempo real

con movimiento fluido, claridad técnica y ritmo. Con cada ejercicio que se presenta. El nombre y el número de repeticiones se muestran en la pantalla, para cada ejercicio que se presenta.

• *Classical Pilates Technique:*
  La Serie Completa del Reformer Universal

Este excitante conjunto de dos videos y 3 horas de duración sobre técnica de alta calidad, muestra todas las nuevas rutinas de cada nivel (Introducción-Básico, Básico, Intermedio, Avanzado, Súper-Avanzado, y de Archivo) e incluye una amplia gama de ejercicios que rara vez se ven, o que raramente se practican, extraídos de los archivos de Joseph Pilates.

• *Classical Pilates Technique: La Serie completa de*
  Magic Circle sobre Mat y Reformer sobre Mat

Este DVD es una combinación muy excitante de los clásicos entrenamientos de los ejercicios de *Mat* de Joseph Pilates, en todos los niveles, con su Círculo Mágico. Joseph Pilates inventó el Círculo Mágico en los años 1920 para ayudar a las personas a que pudieran sentir sus músculos más profundamente y que pudieran conseguir una mejor utilización de su caja de fuerza. En este DVD, también se demuestra el entrenamiento de *Reformer* Súper-Avanzado sobre colchoneta, poco conocido. Este fantástico entrenamiento demuestra la completa serie de ejercicios de nivel Súper-Avanzado del *Reformer* Universal sobre el *Mat*.

- *Classical Pilates Technique: Serie de Aparatos de Studio (juego de 2-DVDs)*

Este juego de 2 DVDs y 4 horas de duración, exhibe la compilación más diversa y amplia de ejercicios jamás filmada sobre los siguientes aparatos de studio, diseñados por Joseph Pilates: *Cadillac, High Chair, Wunda Chair, Low Barrel, Spine Corrector Barrel, High Barrel, Pedi-Pole, Neck Stretcher, Foot Corrector, Sand Bag, The Wall, Toe Corrector,* y *Push Up Handles*. Todos los ejercicios se muestran en la forma puramente clásica del método de Joseph Pilates y se realizan en tiempo real con fluidez de movimiento, claridad técnica y mientras se muestra el nombre y el número de repeticiones en la pantalla.

Peter Fiasca fue certificado como profesor de Pilates por Romana Kryzanowska. Su perspicaz visión del método es el resultado de muchos años de experiencia y estudio, que ahora culminan en forma de interesantes y divertidos talleres formativos, en los que deja constancia de la estrecha relación existente entre el Pilates tradicional y la salud en general. Su larga trayectoria profesional como formador de personal docente hace que instructores, estudiantes y público general se beneficien de su profunda visión del método Pilates tradicional.

La devoción de Peter por el Pilates comenzó en el año 1988, cuando recibió su primera clase en el estudio de Wee-Tai Hom, en Manhattan. Su pasión por esta técnica fue incrementándose hasta llevarle a cursar formación como profesor en Drago's Gym, donde consiguió su certificación en 1998, de manos de la *master teacher* Romana Kryzanowska. Con el transcurso de los años, fue tomando clases con Romana, así como con los *master trainers* Jay Grimes, Kathy Grant y otros distinguidos instructores tradicionalistas, puliendo y dando forma de este modo a su práctica y su didáctica. Actualmente, Peter sigue estudiando y promoviendo el trabajo del método Pilates, para lo cual creó y gestiona la página web ClassicalPilates.net, en la que se incluye un directorio mundial de instructores tradicionales. Es productor y director de la galardonada serie de 6 DVDs titulada *Classical Pilates Technique*, además de autor del libro acompañante, *Descubriendo el Pilates Clásico Puro*. Peter colabora a menudo como instructor en centros de entrenamiento de los Estados Unidos, Europa y Sudamérica. Apareció también en el primer DVD comercial de Romana Kryzanowska, demostrando los ejercicios de Pilates para colchoneta, y en un DVD titulado *Pilates Revealed*, junto al *master teacher* Jay Grimes.

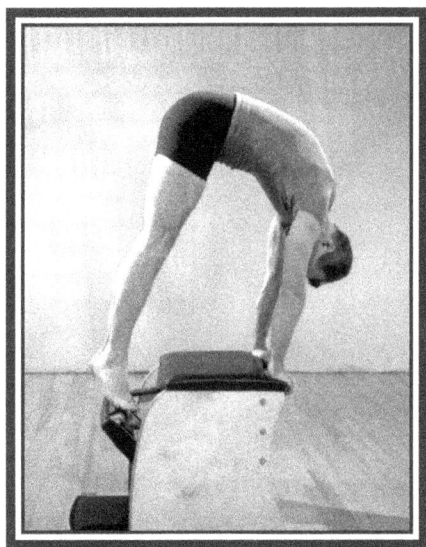

www.ingramcontent.com/pod-product-compliance
Lightning Source LLC
Chambersburg PA
CBHW021902020426

42334CB00013B/437